在宅人工呼吸器ケア実践ガイド

ALS生活支援のための技術・制度・倫理

編著
川口 有美子
小長谷 百絵

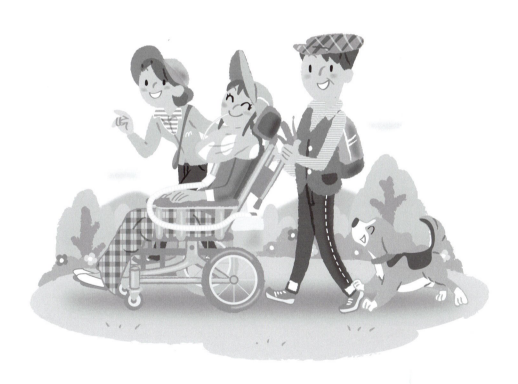

医歯薬出版株式会社

This book was originally published in Japanese
under the title of :

Zaitaku Jinkou Kokyuuki Kea Jissen Gaido
(Practical Care Guidebook of Home Mechanical Ventilation)

Editors:
Kawaguchi, Yumiko
Konagaya, Momoe

© 2016   1 st ed.

ISHIYAKU PUBLISHERS, INC.
  7-10, Honkomagome 1 chome, Bunkyo-ku,
  Tokyo 113-8612, Japan

はじめに

　編者の小長谷と川口がそれぞれ東京都内の在宅人工呼吸療法に関わり始めたのは 1990 年代後半．ALS 患者の母親の介護に明け暮れていた川口が，大学教員で看護学生のボランティアを組織していた小長谷を紹介された．当初は家族介護者と支援者という立場で私たちは出会った．やがて私たちは看護学生や主婦をヘルパーに養成するための研修事業を開始し，2004 年 6 月 ALS 当事者やボランティア仲間と共に NPO 法人 ALS／MND サポートセンターさくら会を設立．地域のケア従事者を巻き込みながら活動の輪が広がり，ふと気がついたらすでに出会いから 15 年もの歳月が経とうとしている．

　その間，医療保険による人工呼吸器のレンタル，訪問看護，介護制度の利用が定着し，人工呼吸療法による生活は全国に普及した．公的介護制度がある日本では，TPPV（気管切開による陽圧式人工呼吸器）により，10 年以上の長期生存も標準になりつつある．これは NPPV（非侵襲的陽圧式人工呼吸器）までを人工呼吸器ケア，さらに言えば人間としての自律の限界とみなす欧米諸国の支援のあり方とは大きく異なっている．

　『在宅人工呼吸器ポケットマニュアル』を上梓した 2009 年は，介護職員による喀痰吸引等の法制化にむけて，厚生労働省が情報収集を開始した時期にあたっていた．先鋭的な執筆陣による前著は，当時もっとも実践的かつ正直な内容であったため，介護職員等によるたんの吸引等の実施のための制度の在り方に関する検討会の資料として提供され，現在の『第三号研修』（特定の者のための研修）の内容に多くの示唆を与えた．そうして，2013 年に喀痰吸引等は正式に介護職員の業務として認められ 3 年を経た今，実務者のステップアップ研修にも使えるテキストが求められるようになり，本書を企画した．

　さて，本書の特徴は前著を引き継ぎ，当事者からエキスパートに至るまで，多彩な人々に執筆を依頼した点にある．

　前半の基本編も前著と同様，卓越した医療技術を実践している方々に執筆していただいた．特に Chapter 3，Chapter 4 では，ALS において NPPV（鼻マスク）から TPPV（気管切開下人工呼吸）へのスムーズな移行を願って，医師，看護師向けにまとめていただいている．というのも，ALS の長期療養に不可欠な，NPPV から気管切開，TPPV による長期療養へという一連の治療のプロセスも，実際には在宅では対応できず，NPPV の適応がなくなった時点で，治療の継続を断念し亡くなる人が少なくないからである．

　後半の応用編では，在宅人工呼吸療法の考え方について，長く地域医療に携わってきた実践家や研究者に執筆を依頼し，読み応えのある文章が続いている．

　医療的ケアに関する法律上の解釈は，前著では時期尚早で，ほとんど解説することができなかったが，このたびは介護職員による医療的ケアが認められることとなっているため，家族に頼らない他人介護による在宅人工呼吸療法も視野に入れ，24 時間介護保障に関する

執筆を障害福祉行政に詳しい弁護士の方々に依頼した．

　前著になかった内容としてもう一点，ALSにおけるコミュニケーション障害の重症化やFTD（前頭葉側頭葉萎縮による認知変異）について触れている．ALSの長期生存に伴いここ数年の間に介護負担感が増大する症状として表面化してきた．しかもケアの方法は未確立である．本書は十分に紙幅がないながらも，Capter 10〜13に指針となる考え方を示した．

　「自宅で暮らしたい」という切なる願いに応えるために，支援者のネットワークや介護保障がある．それらが十分に機能すれば，家族のいない単身者でも長期にわたって在宅療養できることが，Capter 9からおわかりいただけるだろう．

　療養者や介護者のコラムや写真からは，呼吸器ユーザーの日常のありのままをご覧になれる．在宅で人工呼吸器とともに生活する人々の暮らしを支えるとはいかなることか，診療所医師，訪問看護師や介護職，ボランティア，自治体職員，研究者など幅広い読者に本書を手にしていただき，常に身近に置き実践の際に参照していただきたい．もちろん，療養者にとってこそ，必要な技術と知恵のガイドとして本書は役立つはずである．

　最後になりましたが，本書の企画執筆にあたり，医歯薬出版の編集担当者には大変お世話になりました．人工呼吸器療法のガイドブックとはいえ，医療，介護技術から倫理問題，果ては24時間介護保障まで，幅広い射程を持つ本書と，ユニークな執筆陣を束ねる作業は，並大抵の編集者ではできなかったことです．数年先のさらなる改訂版を期待して，執筆者を代表して，心より感謝，お礼を申し上げます．

2016年　初夏

川口　有美子

小長谷　百絵

目 次

Part 1 基本編

Chapter 1 人工呼吸器を使って生活する ………………………… 川口 有美子 2
さまざまな人工呼吸器生活者 2

Chapter 2 呼吸のしくみと人工呼吸器のしくみ ………………………… 4
1 生活の中の呼吸 ………………………… 小長谷 百絵 4
呼吸運動のしくみ 4／酸素の流れ 5／気道の清浄化 5
2 人工呼吸器のしくみ ………………………… 大森 健 6
在宅で使用する人工呼吸器 6／加温加湿器 10／呼吸回路 11
その他の注意事項 14／人工呼吸器と上手く付き合うために 16

Chapter 3 非侵襲的呼吸管理 ………………………… 中山 優季 19
ALSをはじめとする神経筋疾患の呼吸障害 19
呼吸筋力低下による換気不全 19／咳をする力の不足による気道浄化困難 26
球麻痺症状による誤嚥・気道閉塞症状 29

Chapter 4 気管切開下人工呼吸(TPPV) ………………………… 山本 真 33
1 ALS患者の在宅人工呼吸器管理の基本 ………………………… 33
非侵襲的陽圧換気療法(NPPV)から気管切開下人工呼吸(TPPV)への移行期 33
気管切開下人工呼吸(TPPV)の開始 36
気管切開下人工呼吸(TPPV)での従量式換気への変更 37
2 合併症とリスクマネジメント ………………………… 39
長期人工呼吸管理による合併症 39／リスクマネジメント 41
3 痰の自動持続吸引装置の使用の実際 ………………………… 44
痰の自動持続吸引装置の概要 44／使用上の注意 45

Chapter 5 コミュニケーションの方法 ………………………… 49
1 コミュニケーションの方法とテクノロジー ………………………… 小林 貴代 49
QOLの軸をなすコミュニケーション 49
残存する能力を引き出し、効果的に活用するには？ 49
コミュニケーション支援の実際 50
コミュニケーション機器の先にある課題 51
2 TLS(Totally Locked-in State)のコミュニケーション ……… 小長谷 百絵 52
TLSとは 52
筋肉の動きに頼らない生体信号(眼伝,筋電,脳波)のスイッチ 52
療養者の意思をキャッチする方法 53
意思疎通の手がかりとしての生理的反応 55／療養者の存在 57／まとめ 57

Chapter 6　在宅における感染防止対策 ……………………………………… 岡田　忍 59

スタンダードプリコーションと感染経路別予防策　59

手洗い，防護用具の使用　61

日常生活での注意，日常生活における感染対策　64／病院と在宅の違い　66

Chapter 7　人工呼吸器装着者の吸引，栄養・口腔ケア ……………… 小長谷　百絵 69

喀痰吸引　69／経管栄養（胃瘻からの注入）　76／口腔ケア　76

Part 2　応用編

Chapter 8　在宅人工呼吸器生活者の生活実態とケア …………… 川口　有美子 84

家族をあてにしない療養体制を　84／家族が人工呼吸器の装着を左右する？　85

重要な「見守り」　85／基本のケアとチェックポイント　86

制度の利用　94／この章のまとめとして　99

Chapter 9　在宅療養の受け皿 ……………………………………………………… 101

1　難病法に基づく療養生活への支援 ………………………………… 原口　道子 101

　診断・治療を受ける　101／医療費の自己負担を軽減する　102

　相談の場所　103／療養生活の支援を受ける　104

2　退院支援部門による地域移行支援 ………………………………… 鉾丸　俊一 105

　医師・看護師から退院支援部門への調整依頼　106

　療養者・家族とソーシャルワーカーへの相談（面接）　106

　病院内外の退院支援チームの形成　108／退院前カンファレンス　108

　退院時の調整　108／病院の機能分化　109／まとめ　109

3　レスパイト入院の実際 ……………………………………………… 岩木　三保 109

　レスパイト入院とは　110／レスパイト（入院）先はどのように確保するか　110

　レスパイト入院の調整事例　110／レスパイト入院の秘訣　112

　レスパイト入院の課題　112

4　公的介護保障

　　　　　　……… 藤岡　毅，長岡　健太郎，髙野　亜紀，添田　庸子，國府　朋江 113

　公的介護制度の概要　113／家族介護は法的義務なのか？　114

　人工呼吸器装着に関する意思決定支援と公的介護保障　116

　介護保障を考える弁護士と障害者の会　全国ネット　117

Chapter 10　当事者・介護者の思い ……………………………………………… 119

1　心のケア ……………………………………………………………… 小長谷　百絵 119

　告知後の当事者の思い　119

2　介護者からみた日常 ………………………………………………… 水町　眞知子 122

　人工呼吸器を着けて生きることを支援する　122

Chapter 11　「延命治療」と「尊厳死」をめぐる問題 ………………… 安藤　泰至 129

1　「尊厳死」とはなにか？ ……………………………………………………………… 129

　「安楽死」と「尊厳死」は別のものか？　129

　「尊厳死」という言葉の性質　130

　「尊厳死」という言葉に隠されてしまいがちなこと　131

2 医療は人が生きるのを助け，支えられているのか？ ……………………………… 132
「延命治療」という言葉を再考する　132　／　「治す医療」と「支える医療」　133
「治らない患者」への忌避と QOL の低評価　134

3 「死の自己決定権」という言説について ………………………………………… 135
死に関わる自己決定　135
どこまでが「自己決定」として正当化可能なのか？　135
「尊厳ある生」を支える医療や社会　136

Chapter 12　ALS 等の進行によって生じる倫理的課題 ………………………… 139

1 ALS 等の神経難病患者の幇助死をめぐる論争 ………………… 伊藤　道哉　139
カナダ（医師幇助死の合法化の動き）　139
イギリス（医師幇助自殺法の否決）　140
ドイツ（自殺幇助法制化をめぐる問題）　140
まとめ　141

2 ALS と認知症や TLS（Totally Locked-in State）について …… 伊藤　道哉　142
ALS と認知症　142　／　ALS と TLS　143

3 遺伝性疾患の人に必要な配慮 ……………………………………… 柊中　智恵子　144
家族性 ALS の遺伝形式　144
患者・家族にとっての遺伝学的情報・遺伝学的検査の意味　145
家族性 ALS 患者・家族が抱えている思いとは？　145
日本の遺伝医療の現状と遺伝カウンセリング　146
医療・福祉の専門職としてできること　147

Chapter 13　人工呼吸器の決定？ ……………………………… 立岩　真也　151
答は決まっているのではないか？　151　／　特別なことか？　151
「終末期」ではない　152　／　どんな道具なのか？　153
選んで決めることか？　154　／　着けることとはずすこと　155
わからないのに決める？　156　／　抵抗ではなく迎合になってしまう　157
必要なものは必要と割り切ってみる　157　／　家族により大きな義務はない　158
意識的に他人を入れること　158　／　今よりは楽になるように制度は使える　159

巻末資料 …………………………………………………………………………………… 164
索引 ………………………………………………………………………………………… 165

Column

人工呼吸器を着けて快適な暮らし　中野玄三　17
ある日の私のつぶやき　橋本みさお　18
大災害への備えについて　長谷川智美　32
主人，篠沢秀夫とともに　篠沢礼子　48
難病コミュニケーション支援講座　仁科恵美子　58
ヘルパーのつぶやき　塩田祥子　67
母の寝顔　千葉芙美　68
吸引でのカテーテルの回転について　小長谷百絵　73
「生活を支える看護」ボランティア経験で学んだこと　中村記久子　81

地域の支援者の連携　里中利恵　82
外出支援　橋本佳代子　100
患者のつぶやき　藤元健二　127
離島の患者　クラウゼ江利子　128
クリスマスに逝く人は　川口有美子　138
ALS の遺伝学的検査に必要な配慮　伊藤道哉　149
お金の話　土居賢真　150
難病治療に新たな時代の幕開け　中島孝　162

執筆者一覧

編集

川口有美子 NPO法人 ALS/MND サポートセンターさくら会副理事長
(有)ケアサポートモモ代表

小長谷百絵 上智大学総合人間科学部看護学科教授

執筆

川口有美子 編集に同じ

小長谷百絵 編集に同じ

大森　健 アイ・エム・アイ株式会社東京 CSC

中山　優季 (公財)東京都医学総合研究所難病ケア看護ユニットプロジェクトリーダー

山本　真 大分協和病院院長

小林　貴代 森ノ宮医療大学保健医療学部作業療法学科教授
日本 ALS 協会理事・日本 ALS 協会近畿ブロック副会長

岡田　忍 千葉大学大学院看護学研究院先端実践看護学講座教授

原口　道子 (公財)東京都医学総合研究所難病ケア看護ユニット主席研究員

鉾丸　俊一 昭和大学江東豊洲病院患者サポートセンター退院支援係ソーシャルワーカー
淑徳大学総合福祉学部兼任講師

岩木　三保 九州大学大学院医学研究院保健学部門

藤岡　毅 「介護保障を考える弁護士と障害者の会　全国ネット」弁護士・共同代表

長岡健太郎 「介護保障を考える弁護士と障害者の会　全国ネット」弁護士

髙野　亜紀 「介護保障を考える弁護士と障害者の会　全国ネット」弁護士

添田　庸子 「介護保障を考える弁護士と障害者の会　全国ネット」弁護士

國府　朋江 「介護保障を考える弁護士と障害者の会　全国ネット」弁護士

水町眞知子 日本 ALS 協会近畿ブロック事務局事務局長

安藤　泰至 鳥取大学医学部保健学科准教授

伊藤　道哉 東北医科薬科大学医学部医療管理学准教授

柊中智恵子 熊本大学大学院生命科学研究部准教授

立岩　真也 立命館大学大学院先端総合学術研究科教授

中島　孝 国立病院機構新潟病院院長・脳神経内科

(執筆順)

Part 1 基本編

Chapter 1 人工呼吸器を使って生活する
Chapter 2 呼吸のしくみと人工呼吸器のしくみ
Chapter 3 非侵襲的呼吸管理
Chapter 4 気管切開下人工呼吸（TPPV）
Chapter 5 コミュニケーションの方法
Chapter 6 在宅における感染防止対策
Chapter 7 人工呼吸器装着者の吸引, 栄養・口腔ケア

Chapter 1 人工呼吸器を使って生活する

●さまざまな人工呼吸器生活者

　現在，たくさんの人が人工呼吸器を利用して生活している．地域の学校に通い，友人と誘い合って外出もしている．ホテルや旅館も，安心して宿泊できるように，地元の医療機関と連携して，快く受け入れてくれるところが増えてきた．ところが，呼吸器を着けて暮らす生活がいったいどのようなものなのか，一般には知られていない．

　人工呼吸器といえば，病院の集中治療室（ICU）などで使われてきたためか，終末期を連想する人も少なくない．「人工呼吸器をつけては苦しませるだけ」，「無駄な」「徒（いたずら）な」延命などとも言われ，非人道的な医療のイメージが付着している．

　一方，障害者にとっての人工呼吸器は長く自分らしく生きるために必要な機械として用いられてきた．たとえば，頸椎損傷や慢性疾患，呼吸不全の病いの人びとの命を救ってきた．呼吸症状が改善すれば呼吸器は取り外せるが，神経筋疾患のように自発呼吸が戻らない疾病では取り外せない．これらの難病は全身性の麻痺も伴うので，介護にこそ多くの問題が生じてしまう．だから，人工呼吸器の利用と一言でいっても，疾患や症状によって，使える期間も，それを用いた生活の様子も違う．

　このように人工呼吸器には，取り外し（離脱）を目指して一時的に使う場合と，一生使い続ける場合とがあるとすれば，本書で扱うのは後者である．

　たとえ重度の身体障害と呼吸器疾患を患っても，社会の一員として生活していくために必要な考え方と，医療やケアの制度についても述べている．さらにいえば，他の人工呼吸療法ケアのガイドブックには類を見ない，知恵やコツが随所に書かれている．まず，そのことを最初に確認しておこう．

　病いの進行の過程で人工呼吸器が必要になる難治性疾患には，筋萎縮性側索硬化症（amyotrophic lateral sclerosis；ALS），パーキンソン症候群，多発性硬化症（multiple sclerosis；MS），脊髄性筋萎縮症（spinal muscular atrophy；SMA），多系統萎縮症（multiple system atrophy；MSA），筋ジストロフィーなどがある．これらの疾患はどれも全身に麻痺症状が進行していく．ボールペンを握りづらくなった，つまずきやすくなった，ろれつが回らなくなったなど，初期に異常を感じる部位の違いはあれ，患者は病いの徴候として，動作の鈍さや脱力を最初に感じている．痛みを伴う場合もあるが，進行の早い人で1年以内，遅い人では5年以上かけて麻痺が徐々に全身性へと進行し，肺の筋肉も弱まり，呼吸ができなくなり，人工呼吸器が必要になる．だが，だからといって，「末期」「エンド

オブライフ」「人生の最終段階」というわけではない.

　今はまだ画期的治療法がなくても，進行に伴う対症療法は確立しているし，早期から理学療法を取り入れれば，身体も呼吸筋も柔らかく保つことができる．呼吸リハビリテーションを受けることにより，自発呼吸を維持できる．そのような対症療法の延長線上に，必要に応じて人工呼吸器を使い始めることになる[*1].

　最初は慣れないかもしれないが，人工呼吸器の取り扱いは決して難しいものではなく，医学知識のない家族でも自然に習熟できるものである．そうこうするうちに，日常生活に溶け込むので，身近な機械という風に認識を改める療養者も少なくない．いわゆる「生命維持装置」が持つような冷徹な医療機器ではなく，「家族」「体の一部」「友人」などと表現し，親近感を説明する療養者もいる．

　療養者自身も，呼吸器や周辺機器の取扱い方を学び，工夫し，身体の一部のようにして，生活に取り入れることを目指してみよう．呼吸についてよく知れば，病気が繰り出すさまざまな障害に対して，自分のなすべきことがわかる．病気を操れるようになる．

（川口　有美子）

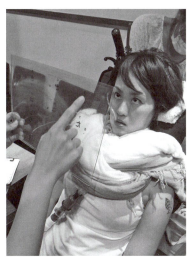

図1 透明文字盤で会話．患者さんの集まりにヘルパーと出かける．会話はもっぱら文字盤であるが，全く不自由しない．（酒井ひとみ）

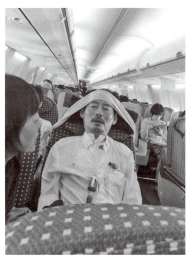

図2 帯広に向かう機内で．離着陸時に頭がぐらつかないようにシートに固定．ベルトは友人の手作り．（岡部宏生）

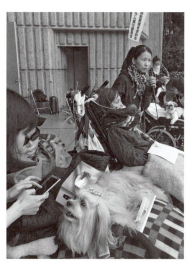

図3 自立生活を求めて．ヘルパーが口文字を読み取り，代読．（酒井ひとみと橋本みさお）

[*1] 最初は鼻や口を覆うマスク型で，取り外し自由な呼吸器を使い，時期がきたら，喉を切開し気管に直接呼吸器の管（カニューレ）を挿入する方式に移行する．

Part 1 基本編

Chapter 2

呼吸のしくみと人工呼吸器のしくみ

1 生活の中の呼吸

● 呼吸運動のしくみ

　人間は，生まれた時から無意識的に一定のリズムで呼吸運動を繰り返している．胸部が膨らみ，空気が肺に吸い込まれ，息が吐き出されると胸部が下がる．このような運動によって外界の空気を肺に取り込んだり，排出したりする（図1a）．
- 肺が拡張するためには胸郭を拡げる必要がある．横隔膜は下がり，外肋間筋は収縮する．胸郭が拡がり胸腔内の容積が大きくなると肺は拡張し，空気が肺内に流入する（図1b）．
- 肺が収縮するためには，内肋間筋は収縮して胸郭を小さくし，腹壁筋も同時に収縮することによって横隔膜を挙上させて胸腔内の容積を小さくする（図1c）．

　このように，呼吸をするためにはいくつかの筋肉の働きが必要である．
　また，リズミカルに肺が拡張したり収縮するためには，肺胞壁に伸展受容器というセンサーがあり，信号が迷走神経に伝わり延髄にある呼吸中枢が制御する．
　ヒトは，意識しなくても安静時において1分間に15回程度の呼吸運動を繰り返すが，歌

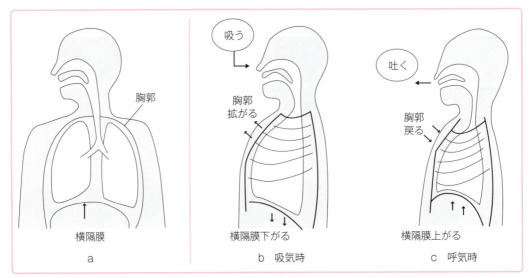

図1　呼吸運動のしくみ

を歌ったり，運動をしたりすると，胸部の動きは大きくなり，咳やくしゃみによってもリズムは変化する．その他，精神的に興奮したり，怒りによっても呼吸のリズムは変化する．ジョギングなど運動をすると呼吸が速くなるのは，血中の酸素が減少して二酸化炭素が増えるので，呼吸を早めて酸素を取り込み，二酸化炭素を排出しようとするためである．

● 酸素の流れ

空気中の酸素は，血液中の赤血球（ヘモグロビン）にのって心臓まで到達し，心臓の拍出によって大動脈から全身の細胞まで運ばれてゆく（図2）．

酸素の役割

体を動かしたり，考えたり，心臓が動いたりする源であるエネルギー（アデノシン三リン酸）の産生のために酸素（O_2）が必要である．つまり，肺の運動によって酸素（O_2）を取り込み，酸素（O_2）は血液によって全身の細胞に送られ，われわれが生存するために必要なエネルギーを産生している．

● 気道の清浄化

酸素を取り込む入り口である鼻腔や口腔は外界に開放しているため，有害な物質の侵入経路といえる．しかし健康レベルが高い人の場合は，鼻腔を空気が通過する時に，温度や湿度が調整されホコリは取り除かれ，清浄な空気になり咽頭や気道に入る．気道は，内腔が押しつぶされないように軟骨で囲まれている．内面は粘膜で覆われ，ほこりの大部分は粘膜に付着し，粘膜の繊毛運動によって外へ送り出される．繊毛の運動によって取り除かれないときには咳によって，痰として喀出される．たとえ鼻腔から気道までのさまざまなフィルターをすり抜け，肺胞に異物や細菌が到達しても，肺胞マクロファージが浄化作用を行う（図3）．

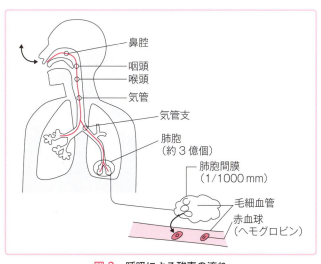

図2　呼吸による酸素の流れ

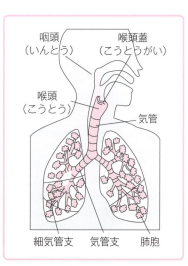

図3　呼吸器系（肺と気管）

このように，通常はホコリや異物は咳や咳ばらいなどで外に排出されるが，風邪や気管支炎などによって気道粘液の分泌が亢進すると粘稠度のある痰として喀出される．

この時，嚥下障害や呼吸筋の低下が起こると，唾液や鼻水を飲み込むことが困難になり，痰は口腔内に貯留するために口の中の拭き取りや，吸引が必要になる．

(小長谷　百絵)

2　人工呼吸器のしくみ

● 在宅で使用する人工呼吸器

人工呼吸器の基本的なしくみ

人工呼吸器とは，独力だけでは呼吸を行うことができない方のために，呼吸の代わりや補助をする装置である．病院で使うものは機能が多く，取り扱いも複雑なものが多いが，在宅用のものは自宅で使えるよう，取り扱いが簡単になっており，コンセントから電気をとるだけで作動が可能である（図4）．在宅用人工呼吸器は空気（ルームエア）を取り込んで利用する．どこかに空気を取り込む部分があるので，確認してもらいたい．そこには，ホコリ対策のエアーフィルターがついている．エアーフィルターの清掃は定期的に行う必要があるので，使用期間を調べておく必要がある（図5）．

在宅用人工呼吸器はタービン（扇風機の強力なもの）や，ピストン（注射器のシリンジ部）といったもので肺に空気を送り込む（図6, 7）．ピストン式の呼吸器は最近減っており，タービン式のものが中心となっている．

人工呼吸器を説明する中で，「気道内圧」という言葉が出てくる．これは，人工呼吸器が肺に空気を送り込むときに気道にかかる圧力をさす．肺はよく風船にたとえられるが，風船を膨らますときに必要となる力，これを気道内圧と考えるとわかりやすい（図8）．風船が固い（肺が固い）と，膨らますのに必要となる力も大きくなるわけである．

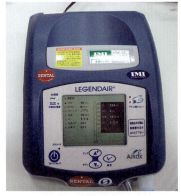

図4　在宅用人工呼吸器（レジェンドエア）

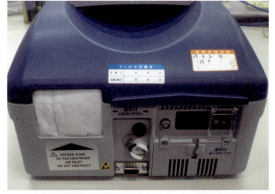

図5　在宅用人工呼吸器（レジェンドエア）後面
写真の人工呼吸器は後面左側に空気取り込み部がある．

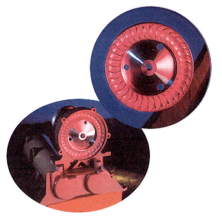

図6　在宅用人工呼吸器のタービン

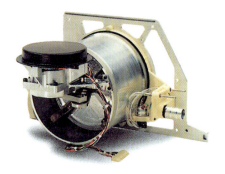

図7　在宅用人工呼吸器のピストン

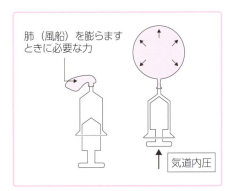

図8　気道内圧

人工呼吸器の確認事項

a）モードの確認

　人工呼吸器の換気方式には，大きく分けて「量規定式（従量式，定量式）換気（volume control ventilation；VCV）」（ボリュームコントロール等）と「圧規定式（従圧式，定圧式）換気（pressure control ventilation；PCV）」（プレッシャーコントロール，バイレベル等）の2つがある．

　「量規定式」とは，1回に肺に送り込む空気の量を決める方法，「圧規定式」とは肺に空気を送り込んだとき，気道に掛かる圧力（気道内圧）を決める方法である．このどちらかを選び，人工呼吸器を設定することになる（表1）．

　人工呼吸器には，器械の動きを設定する部分がある（カバーがついていて見えない場合もある）．在宅で設定を変更することはまずないと思われるが，どのように動いているかは，確認しておくとよい（図9）．

b）表示の確認

　気道内圧計と，電源の表示の確認は必ず行ってもらいたい．この2つはどの人工呼吸器にもついている．①気道内圧計の表示にもいろいろあるが，窓の中を針が左右に動いているか，バーグラフのようなものが縦または横に動いているものがほとんどである（最近は

波線による表示も増えてきた）．この動きが，人工呼吸器が作動しているかどうかについてのもっとも基本的な確認事項である（図10）．器械がおかしいと感じたらまずこの針の動き，あるいはバーグラフの動きを確認する．動いていない場合は，トラブルが起きていると考えられる．原因がすぐにわからない場合，蘇生バッグ（アンビューバッグ）を使用し，呼吸を確保する．その後，緊急連絡先に連絡を行う．

②「今，どの電源を使っているか」を示す表示がある．バッテリーを使っていれば，どのバッテリーが使われているかの表示が出る．コンセントの入れ忘れということがないよう，人工呼吸器が今，どの電源で動いているかを確認するようにする（図11）．

c）アラームの確認

人工呼吸器は，トラブルが起こるとアラームを鳴らす．アラームが鳴ったら，まず「なんのアラームが鳴ったか」の確認を行う．人工呼吸器によって表示が違うが，アラームの種類の確認が一番優先して行うことであるので（図12），使用している人工呼吸器のアラーム表示について，再度確認を行ってもらいたい．

表2には代表的な人工呼吸器のアラームが鳴る主な理由と対応についてまとめた．

表1　人工呼吸器に関する用語

一般語句	略称	解説
ボリュームコントロール	VCV （量規定式換気 （定量式，従量式 ともいう））	volume control ventilation 1回に肺に送り込む空気の量を決める方法
プレッシャーコントロール	PCV （圧規定式換気 （定圧式，従圧式 ともいう））	pressure control ventilation 肺に空気を送り込んだときの気道内圧を決める方法
補助/調節呼吸	A/C	assist/control 呼吸器が中心となるモード
SIMV	SIMV	synchronized intermittent mandatory ventilation 自発呼吸がある方に使用するモード
CPAP	CPAP	continuous positive airway pressure 自発呼吸が中心となるモード
一回換気量	Vt	1回に肺に送り込む空気の量
呼吸回数	f	1分間に器械が動く回数
吸気時間	Ti	吸気の時間（秒）
I/E比	I/E	Inspiration Time（吸気時間）と Expiration Time（呼気時間）の比率
吸気流速	Flow	吸気のスピード（L/分）
酸素濃度	FiO_2	酸素濃度
設定気道内圧	Pi	気道にかかる圧力（設定圧）
PEEP	PEEP	positive end-expiratory pressure 呼気時にかかる圧力

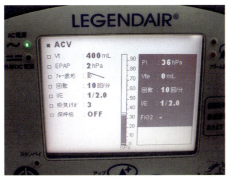

図9　パネル設定

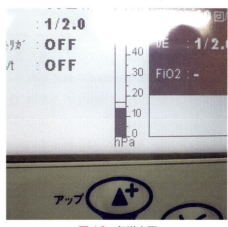

図10　気道内圧

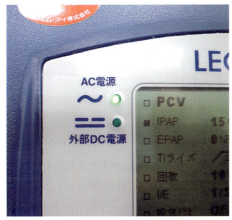

図11　電源表示

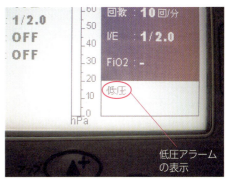

図12　アラーム表示

表2　人工呼吸器のアラームが鳴る主な理由と対応

●低圧アラーム（Low Pressure Alarm，低気道内圧アラーム） 　どこかから空気漏れが起こり，肺に入る空気が少なくなっている．空気漏れの原因を取り除く．
●高圧アラーム（High Pressure Alarm，高気道内圧アラーム） 　どこかに障害物があり，肺に空気が入りにくくなっている．痰が詰まっている可能性が高い．吸引を行い，また回路内に詰まりがないか確認する．
●AC電源不良アラーム（電源異常アラーム） 　ACコンセントが使えていない．外出等でコンセントを外したのであれば，バッテリーで動いていることを確認した後アラームを消す．コンセントを外した覚えがないのにアラームが鳴ったのであれば，まずバッテリーで動いているかを確認する．その後，停電や，ACコンセントの破損等を確認する．

●加温加湿器

　生理的に行っている呼吸だと，肺に入るまでに鼻やのどを通り，丁度よい温度と湿度になっていると考えられている．しかし，人工呼吸器を使用すると，鼻やのどを通らず，直接肺に空気が入ってくるため，温度と湿度を人工的に与える必要が出てくる．そのために，人工呼吸器とセットで「加温加湿器」を使うことが多くなる．

　加温加湿器とは，簡単にいうと電熱器で，加温部分に水を入れた容器を乗せることで水がお湯になり，お湯の上を空気が通過することにより温度と湿度が与えられるようになっている．加温加湿器には強度調節の設定があることが一般的で，その設定で加湿の度合いを調節する（図13）．

加温加湿器の確認事項

a）稼働の確認

　人工呼吸器が動いているかどうかはすぐにわかるが，加温加湿器を動かしておくことを忘れた，というトラブルが時々起こっている．加温加湿器にもどこかに「動いているかどうか」を示す表示部があるので，確認する．もしくは，「水が入っている部分が温かいかどうか」でも構わない．

b）水量の確認

　水が入っていないと加湿が行えず，機械が破損するケースもある．水が入っているかどうかを確認し，残り少ないようなら水を追加する．中に入れる水は，蒸留水など病院が指定したものを使用し水道水は基本的に使わない．水道水を煮沸消毒して使うと，そのうち内部に水もやのような白いものが浮かんでくる．見た目にもよくないのでやめたほうがよい．

　最近では，自動給水型の加湿器（水を入れる部分）が使えるケースも多くなっている（図13b）．自動給水型は水を入れる手間が省けるため，労力の軽減になる．使用できるかどうかは，「自動給水型に使える水が供給されるか」である．使用の希望がある場合は，主治医

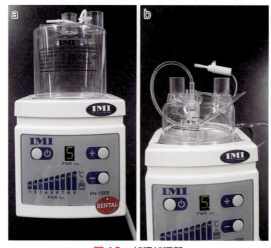

図13　加温加湿器

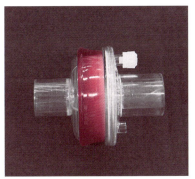

図14 人工鼻

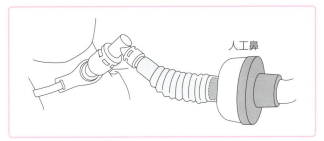

図15 人工鼻を使用する場合

に相談することが必要である．

人工鼻

　最近は加温加湿器の代わりに，簡易な「人工鼻」を使用していることもある（図14，15）．加温加湿器にはバッテリーがついていないので，外出時や停電時用として人工鼻を使用するケースもあるが，終日使用することも増えてきている．人工鼻には長所と短所があるので，使用する場合には主治医に相談が必要である．

● 呼吸回路

　人工呼吸器を動かすために，いろいろな消耗品が必要になっている．その中で人工呼吸器の空気の通り道のことを「呼吸回路」と呼ぶ．基本的に，太い蛇管が空気の通る道であり，その他の細いチューブが呼気弁（吸気と呼気をコントロールするバルブ）等を操作するものとなっている．ここでは，加温加湿器を使う場合の回路を説明する（図16）．

呼吸回路の接続と空気の流れ

　まず，人工呼吸器から空気の出てくる部分にバクテリアフィルターを取り付ける．これは，ホコリ対策のエアーフィルターと違い，細菌や細かいバクテリア等を除去し，空気を清潔にするためのものである．バクテリアフィルターから蛇管が伸び，加温加湿器を通る．加温加湿器を通り，温度と湿度を与えられた空気がまた蛇管を通って，ウォータートラップといわれるパーツを通過する．加温加湿器によっていったん温められ湿度を与えられた空気が，それ以降の蛇管を通過するときに冷えることによって結露が生じ，加温加湿器以降の蛇管部分にはかなり水が溜まる．そこで，ウォータートラップが回路の中で最も下になるように設置することで，回路の中の水が自動的にウォータートラップに溜まっていく．そこでウォータートラップの下部ボトルを外して水を捨てることができるので，回路内の水切りが楽にできるようになっている．

　このウォータートラップの下部ボトルを外した状態でも，一方向弁が働くので，空気は漏れない．しかし，ウォータートラップの下部ボトルが中途半端に装着されていると，空気漏れ（エアリーク）の原因となる．呼吸器のトラブルで最も多い原因なので，ウォータ

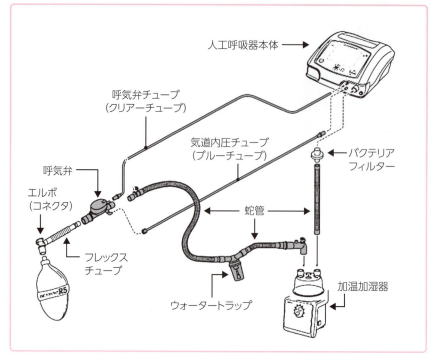

図16　呼吸回路図（レジェンドエアの例）

ートラップの下部ボトルを外した後，装着する時には注意する（図17）．その後，呼気弁という部分を通り，フレックスチューブを通って肺に空気が入っていく（図18，19）．肺から呼出された空気は，もう一度呼気弁を通り，呼吸回路外に排出される．

なお，加温加湿器にはデジタルで温度を表示するものがある．このタイプは呼吸回路内にヒーターを入れ，加温加湿器から出た部分と患者に近い部分の温度を調節できる．その結果，結露を防ぎ，より丁寧な温度と湿度のコントロールが可能となる．取り扱いが複雑なこと，金額が問題となることがあるので，使用を希望する場合は，主治医に相談が必要である．

呼吸回路に接続される消耗品

a) 呼気弁

呼気弁の構造は，穴があり，その上に膜（ダイヤフラムという）がある．膜と穴の間に隙間があると，空気がその部分から逃げ，肺に入っていかない状態となる．膜の上（もしくは内部）に空気を入れ，穴を蓋するようになると空気が逃げられなくなり，肺側に空気が入っていく（吸気）．膜の上の空気を抜き，穴と膜の間に隙間ができるようになると肺が縮まろうとし，肺から空気を押し出して隙間から空気が逃げていく（呼気）．つまり，膜が穴をふさいでいると肺に空気が入り，膜と穴の間に隙間ができると肺から空気が出て行く，というしくみになっている（図20）．

b) 呼気弁チューブ・気道内圧チューブ

膜を動かすための空気を送り込んでいるのが，「呼気弁チューブ」（クリアーチューブ）

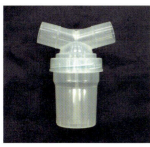
図17　ウォータートラップ

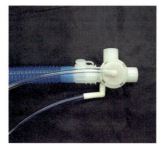
図18　呼気弁

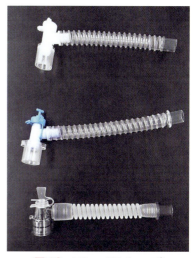
図19　フレックスチューブ
上の2つは使い捨てである

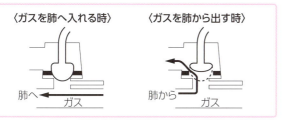
図20　レジェンドエアの呼気弁

と呼ばれる細いチューブである．また，呼気弁にもう一本，色付きのチューブがつながっているが，こちらは「気道内圧チューブ」（ブルーチューブ）といわれており，このチューブで呼気弁の内部の圧力を測っている（本来は気道の圧力が測れればよいのだが難しいので，呼気弁内の圧力で代用している）．このチューブが外れると，気道内圧が計れなくなり，呼吸器が誤作動を起こす可能性がある．

c）フレックスチューブ

呼気弁を通った後，フレックスチューブといわれる短い蛇管を通って空気が肺に入る．このフレックスチューブの部分は「死腔＝デッドスペース」と呼ばれ，一度肺に入った空気が溜まる部分となっている．つまり，フレックスチューブの容積は〈一度肺から吐き出された空気のうち，もう一度肺に入る空気の量〉ということになる．昔はこの部分は小さければ小さいほどよいとされていたが，最近では，フレックスチューブがあるほうが療養者本人が快適であるため，装着することが一般的となっている．ただし，この部分を伸ばすことはほぼ不可能なので，長いものはまずない．

d）エルボ（コネクタ）・気管カニューレ

その後，エルボ（先端のエル字のコネクタ）を通り，気管カニューレに装着される．この，エルボと気管カニューレの接続部分は吸引等で外す機会も多く，トラブルの原因となるケースが多い．「外れていた」，または「浮いていた」という状態になり，空気が肺に入らなくなるということが起こる．日本では接続部分をロックするものは存在しないため，外れないように工夫することが大切である．

水のトラブル

特に冬期には，呼吸回路に水が溜まるということをよく聞く．大部分は結露であり，室

温に大きく影響される（日本では夜間，空調をつけるという習慣が少ないためであると思われる）．これには，水抜きを頻回に行う，室温を調節することが対処方法のようである．特に呼気弁や細いチューブに水が溜まるとトラブルとなりやすい（なんらかのアラームが鳴る）ので，チューブに水が溜まらないよう，置き方などに注意する．

ウォータートラップが水でいっぱいになると，水が回路内にあふれ出す．その結果，空気の流れが乱れたり，患者側に水が流れたりすることがあり得る．また，水が抵抗となり高圧アラームが鳴り出すことも考えられる．

● その他の注意事項

器械の取り扱い

人工呼吸器は精密機器にあたる．内部の構造などはパソコンなどに近い．そのため，高温多湿の場所を避ける，水に濡れないようにする，ほこりっぽいところを避けるなどが注意点である．精密機器であるため，熱がこもると器械に悪影響がある．空気を取り込んでいることもあり，周りに少し隙間があったほうがよい．高温多湿のところに設置すると内部に水分が溜まり，トラブルを起こすことがある．また，筆者の経験では，人工呼吸器が雨にあたってしまい，後日トラブルとなったケースがある．水をかぶった，と思われることがあれば，念のため点検をしたほうがよい．もともと搬送や車椅子に載せるために作られているので，振動には強い器械が多い．しかし，衝撃には弱く，机などから落下させると破損するので落としたりしないように気をつける．地震対策用の滑り止めや固定ベルトなどを使用すると，落下の事故は起こりにくくなる．

電気系統に関する注意

a) 電気容量

自宅では，電気の問題がある．呼吸器をはじめとして，いろいろな電気製品を使うことになるので，まず，電気容量が足りるかどうかを確認する．現在，問題なく使えている場合でも，アンペア数等を確認するほうがよい．まず，呼吸器のアンペア数がおよそ1〜2A（アンペア），それに，加温加湿器（約1A），吸引器（約2〜3A），使用するなら酸素濃縮器（約2〜3A）等がある．このほかに，日常使う可能性のある電気製品のアンペア数の合計を確認する．経験上，40Aあればまず大丈夫，30Aでもほぼ問題はない印象である．

また，テーブルタップ（いわゆる「たこあし」配線）を使っていることがあるが，呼吸器をはじめ，医療機器は「たこあし」配線だと悪影響が出る可能性がある．主治医，業者に確認する．医療機器では，俗に3ピン，と呼ばれるアース付きコンセントが使われていることが多い．自宅のアースについても確認しておく．

b) 停電時

電力会社では，人工呼吸器を使って療養されている方の住所を把握している場合がある．最寄りの電力会社，または保健所で相談してみるとよい．停電等のときに役に立つと思われる．

停電時の備えとして，外部バッテリーを用意している方も多い．外部バッテリーの充電

方法は，人工呼吸器に接続しておけばよいもの，個別に充電が必要なものなどがある．外部バッテリーの充電方法，保存方法を確認しておく．外部バッテリーは消耗品であり，使用頻度や使用年月によっても劣化のスピードは変わっていくため，外部バッテリーがどのくらい使用できるかも確認しておく必要がある．

c) 雷に対する対策

雷については電圧があまりに強力で，これといった対処方法はない状態である．近くに落雷するおそれのある状況では，コンセントを抜き，バッテリーで動かすことが最も安全と思われる．

d) 携帯電話

現在，携帯電話を含む電波の問題について，明確な結論は出ていない．実際に携帯電話が原因と思われるトラブルには遭遇していないが，筆者の経験では，外殻（器械を覆う外側）を外した器械のすぐそばで携帯電話の操作を行った時，突然呼吸器のスイッチが入る，ということがあった．現状では確定的なことはいえないが，緊急時以外での同じ部屋での携帯電話の使用は控えたほうがよいだろう．

トラブル時の注意

人工呼吸器も器械なので，故障の可能性はある．トラブルが起きたときどうするかを日頃から考えておくことは重要である．

a) 蘇生バッグ（アンビューバッグ）

人工呼吸器の代替品として，蘇生バッグ（アンビューバッグ）がある（図21）．人工呼吸器のアラームが鳴り，とっさに原因がわからない場合は，まずこの蘇生バッグを使う．まず呼吸を確保し，落ち着いて人手が増えてから，トラブルの原因を探すほうが安全である．普段から使っていないと，とっさの時に使えないので，蘇生バッグの使用に慣れておくこと，すぐにわかるところに保管することが重要である．ベッドの下に蘇生バッグを保管されていた方は，トラブル時に場所を思い出せなかったそうである．

b) 吸引器

また，吸引器もトラブルを起こす可能性がある．緊急とまではいかなくても，それでも吸引ができないと命にかかわる．昔の本には，緊急時は注射器のシリンジを使って吸引する，というようなことが書いてあったそうだが，実際に行うのは相当難しい．吸引器の予

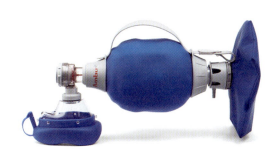

図21 蘇生バッグ（アンビューバッグ）

表3　人工呼吸器のチェックポイント

項目	チェックポイント	確認事項
電源	電源表示部	コンセントが入っているかどうか
フィルター	空気取り込み部	エアーフィルターが汚れていないかどうか
気道内圧	気道内圧計	規則正しく動いているかどうか
加温加湿器の電源	加温加湿器の表示部	動いているかどうか（容器が温まっているかどうか）
加温加湿器の水	容器内の水	水が入っているかどうか
呼吸回路の緩み	接続部（特に呼吸器との接続部）	緩んでいないかどうか（まし締めをする）
バッテリー	残量	実際にバッテリーで動かし，残量を確認する
回路の中の水	回路内（ウォータートラップ内）	水が溜まっていないかどうか

備を持つということが確実である．吸引器の駆動状態についても確認して，こちらも，予備の吸引器も普段から使用に慣れておくとよい．

普段からトラブル時や夜間などの連絡先を確認しておき，電話の前などわかりやすい所に連絡先一覧などを貼っておくとよい．

● 人工呼吸器と上手く付き合うために

人工呼吸器に対するイメージはどのようなものだろうか．「病院にあり，重症患者が使用する器械」「怖い」「難しそう」と苦手意識を持たれている方が多いように感じる．また近年，様々な種類の呼吸器が使用されており，同じ人工呼吸器でも，見た目や操作方法が異なることで，より一層抵抗を感じられた経験のある方もいるかもしれない．

しかし，どの呼吸器であってもチェックすべき点（例：気道内圧がきちんと上がっているか，AC電源インジケータは点灯しているか等）はある程度決まっている（表3）．これらの目視を日常的に行うことで，トラブルを最低限に抑えることが可能になり，またアラーム発生時の対処もスムーズに行えるようになる．

在宅では，常に医療従事者がいる環境ではないため，特にこのような日常点検を行うことでトラブル発生を最低限に抑えることが重要となる．在宅療養の開始当初は慎重になっていても，しばらく経つと慣れが出てくることで，人工呼吸器の日常点検を怠ってしまうこともある．呼吸器や呼吸回路の扱いが雑になってしまうという方を見かけることがあるので，点検を怠らないように留意してほしい．

人工呼吸器が生命を維持している装置であることはもちろん忘れてはならないが，だからといって必要以上に構えなければならないという訳ではない．さまざまな状況（停電，器械故障等）を想定しながら日常的にチェックすべき点はしっかりチェックをする，準備すべきものは準備することで人工呼吸器と上手く付き合っていけるような環境作りを行ってもらいたい．

（大森　健）

Column

人工呼吸器を着けて快適な暮らし

中野　玄三

　今も巷では，人工呼吸器を着ける，着けないで死を選ぶという議論がありますが，それをよそ目にALS患者の僕は，人工呼吸器をつけて日々快適に過ごし，事業にも精を出しています．

　僕は人工呼吸器を「セミオーダーメイド」だと考えているので，設定も生活の場面に応じて，簡単に切り替えられるようにして人工呼吸器生活を楽しんでいます．

　患者に言わせてもらうならば，人工呼吸器は，着ければいいというものではないのです．

　延命のための人工呼吸器なら，深く考えないでいいと思います．

　でも，人工呼吸器を着けて生活するとなれば，自分の生活に合わせて設定を見直す必要があると考えています．

　人工呼吸器に合わせたり，我慢して慣れるなんてとんでもない事です．

　しかし，多くの人は「慣れよう」と思うらしいです．

　なぜなら，患者や家族は「医師が人工呼吸器の設定をしているので問題はないはず」と思い込んでいるからです．

　もちろん命に関わる問題はありませんが，それで生活するとなると問題があります．

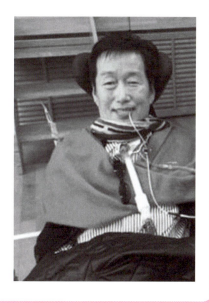

　僕が人工呼吸器を着けたのは，延命のためではなく，それまでと同じ生活をするためにつけたので，我慢して人工呼吸器に慣れることに恐怖を感じました．

　「これに慣れろと言うことは　寝たきりの生活に慣れろと言うのか？　冗談じゃない」と思いました．

　その後，根気よく設定を合わせてくれる医師と出会い，人工呼吸器を着けている事を忘れるくらい自然になりました．

　今振り返ると，ここが人生における重大なターニングポイントでした．

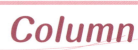

ある日の私のつぶやき

橋本　みさお

2013年
4月8日は静岡難病ケアネットのお花見交流会．静岡県立短大でポンはうんちをした．
9日はお休み．
10日は大船で徳洲会理事長の徳田虎雄さんとお花見．
11日は参議院議員会館で尊厳死議連の増子輝彦議員[*1]と尊厳死法制化についての話し合い．
12日はベルギーからの取材の後に欲をだして千鳥ヶ淵でお花見．そうとうバテバテのところに徳田さんから「明日来れるか？」と電話．
13日は湘南鎌倉病院で愛媛県支部支部長の中谷さんと徳田さんと難病マンションの相談．
14日は金沢大の井上英夫先生と参政権シンポジウム．せっかく井上先生が暇だったのにバテバテで飲めなかった．
15日はJALSA（日本ALS協会）のWAM（社会福祉振興助成事業）助成金の打ち合わせ．
16日は衆議院議員会館に行って，新入生の訪問があって，さくら会のWAM助成金の打ち合わせ．

さすがに倒れた．

もう，やってらんないのに今年は科研費も，JALSAのWAMもさくら会のWAMも採択された．誰かに代わってほしいけど，毎年2〜300万円の持ち出しが出る活動を人には頼めない．
不思議なことに元気で若い患者は貧しく，豊かな患者はそれなりに老いている．
患者が活動するということは果てしなくお金がかかる．お金があっても人がいない．誰が患者会のために無理矢理人を集めたりするもんか．
私と夜勤の学生[*2]だから動くんだ．

人がいない．

そんなことより私は来週，常照皇寺に行きたいんだ．
私だって遊んでもいいんじゃないか．

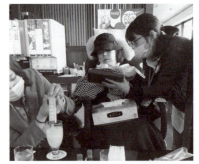

厚労省最上階にあるレストランでの1コマ．遅いランチを食べながら戦略を立てている．学生バイトの1人は胃瘻からジュースを注入し，もう1人は午後のスケジュールの確認．

[*1] 超党派の国会議員でつくる「尊厳死法制化を考える議員連盟」の会長，民主党参議院議員．
[*2] 夜勤の学生に口形を読み取らせて，夜なべで助成金申請書類を書き，獲得した助成金で活動している私…．

非侵襲的呼吸管理

● ALSをはじめとする神経筋疾患の呼吸障害

　筋萎縮性側索硬化症（ALS）をはじめとする神経筋疾患（以下 ALS 等）では，図1 に示すように，運動障害，呼吸障害，球麻痺，自律神経障害をきたす．本稿では，経過中に必ず生じる呼吸障害の機序と対応について概説する．患者や家族は，事前に呼吸障害の症状と対応について医療者からきちんと説明を受け，事前の方針を確認しておくことが重要である．

　ALS 等の呼吸障害については，①呼吸筋力低下による換気不全，②咳をする力の低下により痰の喀出ができなくなることによる気道浄化困難，③球麻痺症状により喉頭機能（飲み込み）が低下し，食べ物や唾液の誤嚥（気管内に垂れ込んでしまう）や気道閉塞という3つの症状に分けて考えると理解しやすい．特に③は，球麻痺症状をきたす ALS 等に特有の症状である．

● 呼吸筋力低下による換気不全

換気不全の症状

　ALS 等では，呼吸をするための筋力が低下しても，患者が「息がしにくい」と訴えることは少ない．ALS 等による筋力の低下は，徐々に進行するため気づかれにくい．患者は四肢の運動機能が低下しているため，激しい運動をすることが少なく，自覚しにくいためである．むしろ，疲れ，朝方に多い頭痛，昼間うとうとする頻繁な眠気，夜にあまり眠れない，眠っている時の息苦しさ，胸がドキドキして目が覚めるなどの症状を呼吸筋力の低下の徴候とする．

　また，集中力の低下といった一見，呼吸とは関係がないような症状を呈することがある．これは，慢性肺胞低換気症状とよばれる症状であり，呼吸が不十分であることを意味するため，見逃さないように注意する．さらに進行すると呼吸機能を補うために心臓に負担がかかる症状や徴候（脈が速い，顔色が白っぽい，足のむくみなど）やイライラ感，不安，記憶障害などが生じる．呼吸が弱くなる症状は，夜間睡眠中から始まることが多いため，寝ている時に，呼吸が浅い，短時間呼吸が止まる，顔色が悪くなる，息を吸うときに鼻や顎がわずかに動く，仰向けでは眠れないなどの症状はないかに注意する．

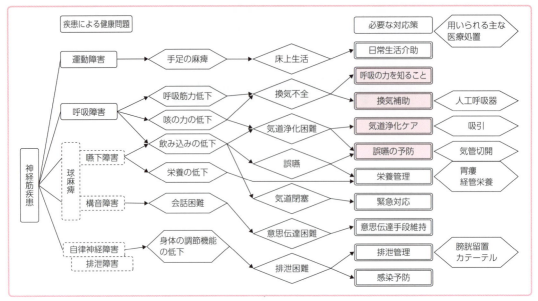

図1　神経筋疾患による健康問題とその対応（色部分が本稿で主に取りあげた項目）　　　（筆者作成）

呼吸の状態の測定方法

a）肺活量

呼吸が不十分かどうかを知る簡便な方法は，肺活量[*1]（vital capacity；VC）を測ることである．肺活量は，体格や年齢により基準値があり，その基準の50%以下では，深呼吸が不十分であることを示す．継続的に測定することで，呼吸障害の進行をモニタリングできる．

b）SNIP

近年では，鼻孔の陰圧を測定する鼻腔吸気圧（sniff nasal inspiratory pressure；SNIP）[*2]が，より簡便に吸気筋力を測定できる方法として注目を浴びている．夜間の酸素飽和度（SpO_2）の低下（夜間1分間以上のSpO_2が90%未満）とSNIPのみが相関し，%FVCよりも鋭敏に早期の呼吸不全を検出できる．

c）パルスオキシメーター，二酸化炭素モニター

呼吸筋力が不十分になると，①体内の酸素が不足する，②二酸化炭素が排出できず体内に蓄積するという状況が起こる．特にALS等では，呼吸筋力の低下による換気不全が原因であるため，②の症状への対応が重要になる．

在宅において簡便に，①の体内の酸素化の状況を測定するものに，パルスオキシメーター[*3]がある．SpO_2の基準値には諸説あるが，一般に95〜99%であれば問題なく．95%以下を示す場合は，酸素低下，さらに90%以下は呼吸不全を意味する．また，②の体内の

[*1] 肺活量は，空気を思いきり吸い込んでから，それを吐き出して測定する．肺の空気を溜める力（量）と，吐き出す力（量）を示している．
[*2] SNIPとは，一方の鼻腔に圧測定用のバルブを挿入して逆側の鼻腔を閉鎖したまま，呼気終末の状態から，鼻腔で強く吸気した際のピーク圧を指す．
[*3] 指や耳たぶにセンサーを当てて，血液中の酸素飽和度（SpO_2）として表示するもの．

炭酸ガス分圧を測定する二酸化炭素モニターには，経皮炭酸ガス分圧モニター（PtCO$_2$）や呼気終末炭酸ガス分圧モニター（PetCO$_2$）がある（図2）．

パルスオキシメーターは，重度障害者日常生活用具給付等事業の給付品目としている自治体も増加しており，比較的入手しやすい．しかし，二酸化炭素モニターは，パルスオキシメーターほど普及しておらず，ALS等の呼吸障害を評価するうえでの課題である．

呼吸の力を保つために

ALS等の進行により手足の筋力低下が進んだ時に関節の軟部組織が伸縮性を失い硬くなるのと同じ症状が，肺や胸郭にも起こる．すなわち，呼吸をする筋力が弱くなり，胸や肺の弾性組織の抵抗が増すと早くて浅い呼吸になり，肺の奥まで十分に空気が入らず，膨らまない部分（小さな無気肺）が増え，つぶれた肺の組織が硬くなる．このように硬く，抵抗のある胸や肺の組織を動かして息をすることは，余分な力やエネルギーを必要とする．これを防ぐために，マッサージやリラクゼーションを主体とした，肺や胸郭の拡がりやすさ（可動域）を保つリハビリテーションを行う．この一番の方法は，深呼吸である．自分で深呼吸をしたり，家庭では蘇生バッグを利用した息溜め（エアスタッキング）ができる．息溜めは，家族が蘇生バッグを押して送った空気をフェイスマスクや鼻マスクかマウスピースを通して2～4回分続けて吸い込むことである．このように外から送られてくる空気を

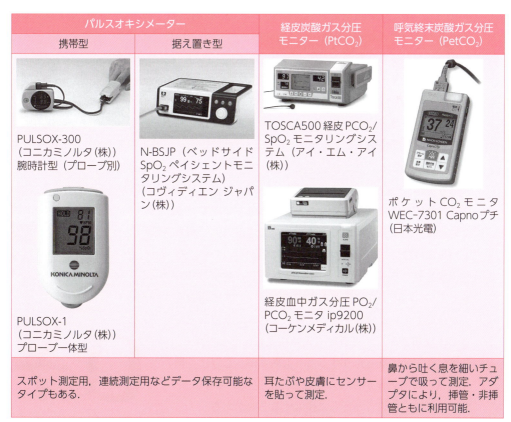

図2　主な酸素飽和度・二酸化炭素モニター

いっぱいに吸い込んで肺に溜められる量を最大強制吸気量（maximum insufflation capacity；MIC）という．この方法で，毎日3回くらい深呼吸を行うとよい．

換気補助≒非侵襲的陽圧換気療法（NPPV）

a）NPPVに使用する人工呼吸器

　ALS等の呼吸を補助する方法は，換気補助である．換気補助とは，呼吸運動を補助することである．肺は，胸郭の中に浮かぶ形で存在し，呼吸筋によって引っ張られることで，膨らみ空気が出入りする（陰圧呼吸という）．

　陽・陰圧体外式人工呼吸器（RTXレスピレーター，図3）は，胸郭の部分にキュイラスという鎧のようなものをかぶせ，外側から肺を引っ張る形で，換気を補助しているが，その他の換気の補助では，ちょうど風船を膨らませるように，空気を肺に押し込むことで，肺を膨らませ空気を流入している（陽圧呼吸という）．このように，自発呼吸と換気補助での呼吸は，正反対の機序で呼吸をしている．

　球麻痺の症状が軽度で，唾液などの誤嚥が生じないレベルであれば，非侵襲的陽圧換気療法（non-invasive positive pressure ventilation；NPPV）への移行が可能である．移行の時期は，肺活量では正常の30～50％となる時点，高炭酸ガス血症をきたす頃である．

　NPPVに使用する人工呼吸器は，電源のみで駆動できる軽量小型の携帯型のものが普及している．人工呼吸器は，送られる空気の量を設定するタイプ（従量式，ボリュームコントロール）と送られる空気圧を設定するタイプ（従圧式，プレッシャーコントロール）にまず大きく分類される．NPPVでは，自発呼吸への追従性がよりよい後者の従圧式が用いられることが多く，簡便なNPPV専用器がいくつかあったが，近年では，1台で両方のタイプが設定でき，NPPV，気管切開下陽圧人工呼吸（tracheostomy positive pressure ventilation；TPPV）ともに使用可能な機種が普及している（図4）．

　NPPVへの移行段階では，患者の自発呼吸が残存しているうえ，これまで経験したことがない呼吸補助であるため，あまり高い設定ではかえって呼吸困難が増し，NPPVに拒否感を持ってしまうことに注意を要する．まず呼気圧をできるだけ低く設定し，吸気圧も最初は6～8 kPa程度の低い圧から開始する．「まず，15分だけ着けてみよう」と声をかけ，徐々に時間を延ばしていく．このときに気をつけておきたいのは，最大吸気時間である．この設定が過大であると，患者は呼気への転換がスムーズにいかないため，呼吸困難を感じるので，1秒以内，0.7秒程度に設定しておくとよい．このようにしてNPPVを導入し，まず呼吸低下が生じやすい就寝時を通して装着できるようになったら導入成功である．患者は導入時に違和感などを訴え，装着に否定的になったりすることもあるが，じきに，機械換気への同調性がみられてくる．心拍数が落ち着き，楽になる設定を患者とともに模索する必要がある．

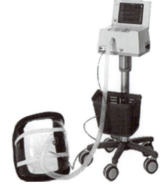

図3　RTXレスピレーター
アイ・エム・アイ(株)

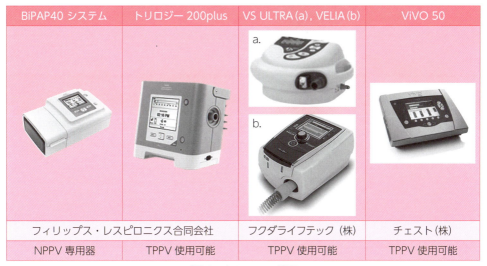

図4 主なNPPV機器

b）マスクフィッティングの方法

　NPPVを成功させる秘訣は，マスクフィッティングである．自分に一番あったマスク（インターフェイス）を選択し，快適に使用することが大切である．主なインターフェイスを図5に示す．それぞれベルトなどと組み合わせ，フィット感や視界のよいものを選ぶとよい．また，皮膚トラブルの予防には，顔にあたる場所の異なる2種類のマスクを使い分けるとよい．

　鼻マスク・鼻口マスクを選ぶ際のポイントを図6に示す．口角（d），鼻根部（c），下顎（e）の正しい位置にくるものやフィットするものを選ぶ．マスクフィッティングでは，過剰な空気漏れ（エアリーク）を防ぐ[*4]ことときつく締めないことがポイントである．まず，マスクをはめ，ベルトを締めた後，少しずつゆるめていき，エアリークが最小限になる位置を探す．エアリークが多すぎると音や送気による不快感を生じ，自発呼吸と合わなくなる．逆に，ベルトをきつく締め過ぎると圧迫による不快や痛みを生じるため，両者のバランスのとれた（機械が示すエアリーク量が許容範囲）のところを探す．また，局所的に強く圧迫される部分（図6b）に対しては，アームと呼ばれる角度を調整できる部分を利用して，減圧を工夫する．目の上に強いエアリークが発生しないよう，マスクの角度や圧迫の程度を調整する．装着後の観察ポイントは，鼻根部のマスクの位置が適切か，マスクのよじれがないか，エアクッションの膨らみは十分か，マスクのアームの角度は適切かをみながら確認する（図7）．

c）NPPV装着後のケアのポイント

　呼吸筋力は，NPPV装着後も引き続き低下してゆく．NPPVを着けていても呼吸困難が解消しない時や，SpO_2が保てなくなった時は，吸気圧を上げて対応する．呼気圧が上昇す

[*4] 空気が漏れないように，マスクを締め付けてしまいがちになるが，NPPV機器はある程度のエアリークの発生を前提とした構造である．また最近のマスクは，エアクッションと呼ばれる空気の層で漏れを防止する構造になっているため，締め過ぎてエアクッションをつぶさないよう注意する．

種類	鼻マスク	鼻マスク	鼻口マスク
製品名	トゥルーブルーネーザルマスク	ピコネーザルマスク	アマラフルフェイスマスク（EE）
製品	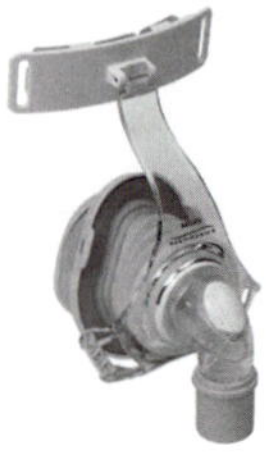	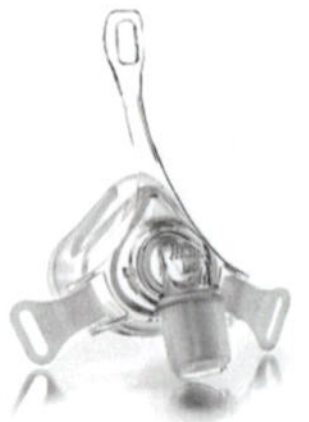	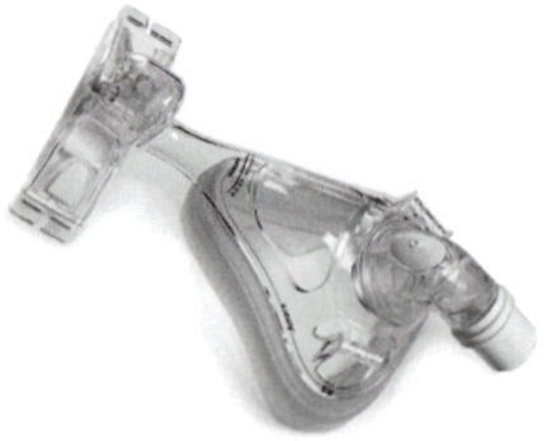
適応	顔面とマスクとの接触面のリークの悩みがある患者 圧迫感が気になる患者	軽いマスクを求める患者 簡単な装着を望む患者	高い治療圧が必要な患者 鼻呼吸が上手くできず口呼吸になってしまう患者
種類	顔全体を覆うマスク （トータルフルフェイス）	ピローマスク	マウスピース
製品名	フィットライフトータルフェイスマスク	ニュアンスジェルピローマスク	アングルドマウスピース 22 m
製品	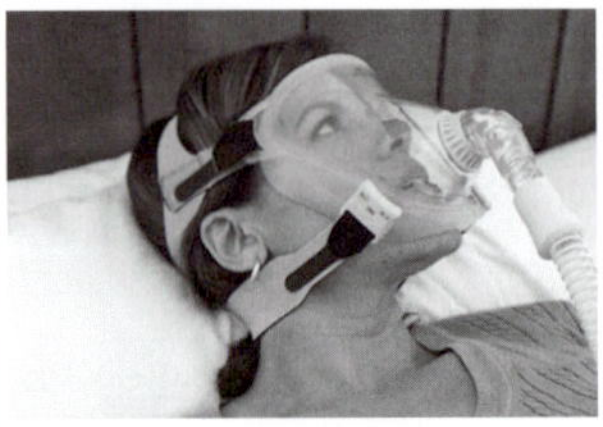	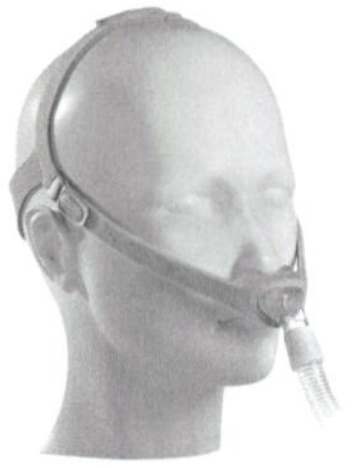	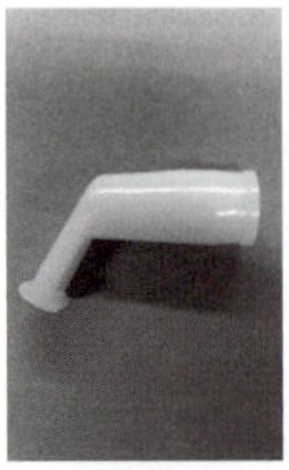
適応	鼻口マスクの形状が頬に密着せず横からリークが著明な時 長時間の圧迫によりトラブルが発生した皮膚の除圧を望む患者	顔との接触面が少ないことを望む時 眼鏡を使用している時 ※使用できる病態に制限あり（外れる場合があり，注意を要する）．	自分が必要な時だけ補助換気を得たい時 顔との接触面がないことを望む時 食事中の嚥下のタイミングを容易に取りたい時 ※使用できる病態に制限あり．

図5　主なインターフェイス（マスク・マウスピース）

(写真提供：フィリップス・レスピロニクス合同会社)

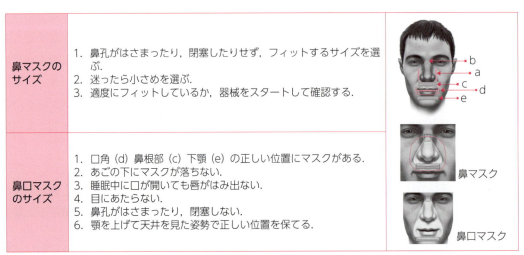

鼻マスクのサイズ	1. 鼻孔がはさまったり，閉塞したりせず，フィットするサイズを選ぶ． 2. 迷ったら小さめを選ぶ． 3. 適度にフィットしているか，器械をスタートして確認する．
鼻口マスクのサイズ	1. 口角 (d) 鼻根部 (c) 下顎 (e) の正しい位置にマスクがある． 2. あごの下にマスクが落ちない． 3. 睡眠中に口が開いても唇がはみ出ない． 4. 目にあたらない． 5. 鼻孔がはさまったり，閉塞しない． 6. 顎を上げて天井を見た姿勢で正しい位置を保てる．

図6　鼻マスク・鼻口マスクのサイズ

(資料提供：フィリップス・レスピロニクス合同会社)

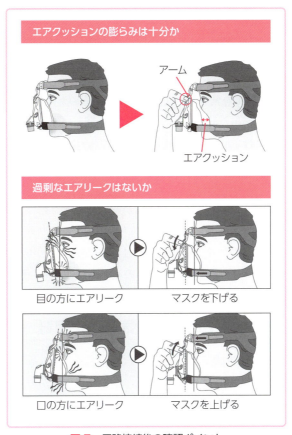

図7 回路接続後の確認ポイント
(資料提供：フィリップス・レスピロニクス合同会社)

ることは残気量を増大させることにつながり，圧に対する負担感が増すので，慢性閉塞性肺疾患（chronic obstructive pulmonary disease；COPD）の合併などの閉塞性換気障害を有しない患者の場合は必要ない．

NPPVによる呼吸補助を行っていても，球麻痺がなければ経口摂取も可能であり，発語も自由に行える．そのため，NPPVが適応した場合患者にとっては，NPPVを維持したほうがQOLが高い．実際，NPPVは，患者の肺活量が5％程度になっても継続可能であり，終日NPPVに依存するような状態に至ることも多い．

トラブル対策

a）電源

NPPV実施をするときには，停電に注意が必要である．停電時の対応については，Chapter 4参照．

b）皮膚トラブル

NPPVでは，顔のマスク接着部に褥瘡など皮膚トラブルが発生することがある．好発部位は，マスクが当たる鼻梁や鼻周囲である．皮膚トラブルの主な要因は，長時間同一部位にマスクが当たっていることや圧迫ずれ，湿度，そして栄養状態の不良であり，圧分散ケ

ア（ベルト固定調整，アーム・エアクッションの調節，マスクの種類・サイズ変更，休憩），スキンケア（皮膚の清潔ケア，皮膚保護材の選択，マスク洗浄と乾燥），栄養状態の調整が必要である．

c）呑気・胃部不快

NPPV では，空気を飲み込んでしまったり，そのためにお腹が張ってしまうことがある．このような症状が出た時は，一時 NPPV を中断して，座位をとってゲップをさせたり，症状が続くときには，肛門から細いチューブを入れてガス抜きをしたり，浣腸したり，経鼻胃チューブで空気を抜くこともある．

d）眼や唇の乾燥・鼻閉感

常に空気が流れているため，眼や口が乾燥したり，鼻づまりが生じることもある．なるべく，眼にはエアリークを生じさせないようなマスクのあて方が大切である．また，室内の加湿や飲水を勧めたり，回路内に加湿器を取り入れたりする．口腔には，はちみつや口腔内保湿剤（オーラルバランス®等）の塗布が有効な場合がある．鼻づまりの際には，点鼻薬などを使用したりして，空気の通り道を確保することが大切である．

● 咳をする力の不足による気道浄化困難

気道浄化困難の症状

元来，人は防御機構として，咳をして，異物を体内から排出する機能を持っている．咳は，息を大きく吸い込んで，喉の奥（声帯）を閉じたあと，一気に喉の奥を開いて肺に溜めた空気を勢いよく呼吸筋を使って吐き出す動作である．ALS 等では呼吸筋力が弱くなるため，痰を出すために有効な咳の力が得られなくなる．このため，痰がらみの状態が続き，肺炎の原因になったり，痰が詰まって窒息が引き起こされると，生命に危険が生じたり，脳に酸素が不足することで，低酸素性脳症になる危険もある．特に，風邪を引いたり，食べ物でむせた時に，急に呼吸が苦しくなることがあるため注意を要する．

咳の力の測定方法

咳の力は，咳のピーク・フロー（cough peak flow；CPF）で表される．風邪で痰が絡みやすかったり，むせた食べ物が出にくくなったら，定期的に CPF を測定するとよい．これは，気管支喘息の治療で使うピークフローメーターで簡便に測定できる．ピークフローメーターにマスクを接続し，咳をした時に示される値を記録する．

この値が 270 L/分以下であると，風邪をひいた際には，痰を自力で出しにくいことを示し，160 L/分以下であると常時，咳の介助が必要であることを示している．

咳の力を保つために（呼吸リハビリテーション）

咳の介助には，徒手的な方法（手を使って胸やお腹を押す）と機械による方法がある．

a）徒手による咳の介助

徒手による咳の介助は，患者の上半身を 45～60°に起こして（車椅子のリクライニングやベットのギャッジアップなど），または，仰向けや座った姿勢にする．そして，介助者の

両手を広げ，患者の胸部下部〜腹部上部に当てる．肺に空気をいっぱい溜めさせて（蘇生バッグによる深呼吸などが有効）から，咳をするタイミングに合わせて，介助者の両手で胸部を包み込ように圧迫することで，痰が出やすくなる．

b) 機械による咳介助（mechanical insufflation-exsufflation；MI-E）

咳の代用，あるいは補強する機械として，機械による咳介助（MI-E）がある．これは排痰補助装置とよばれ，平成22年の診療報酬改定で，主に在宅療養中の神経筋疾患の人工呼吸器装着者に対し，排痰補助装置加算（1,800点）が算定されたことを契機に普及しはじめ，機種も増加している（図8）．排痰補助装置は，気道に陽圧を加えて肺に空気を十分送ったあと，瞬時に陰圧にすることで，空気とともに押し出される分泌物を掃除機のように吸い込むしくみである．最新の機種では，バイブレーション（振動法），パーカッション（軽打法），オシレーション（圧振動法）などが吸気相，呼気相または両方に適用可能で，より効果的に排痰を促進できるようになってきている．MI-Eの導入手順を表1に示す．

NPPVを用いた呼吸管理実施においてMI-Eは必須であり，人工呼吸器とともに車の両輪として位置付けられている．

c) 徒手介助併用の機械による咳介助（mechanical assisted coughing；MAC）

もう一つの方法は，上記のa），b）を合わせた徒手介助併用の機械による咳介助（MAC）である．フェイスマスクを用いて口鼻を通してMACを行う方法と，アダプタを用いて気管切開孔へとMACを行う方法がある．実施時に，声門を閉じてしまうと効果的な空気の出し入れが行えなくなるため，フェイスマスクを用いた方法は，練習が必要となる．反対に，気管切開下での方法は，抵抗なく実施できる場合が多い．なお，本稿では，咳の力の低下による気道浄化／排痰困難を取り上げているが，排痰は，この他に重力と分泌物の粘性が重要な要素であるため，体位や水分バランス等にも注意を払う必要がある．

製品名	カフアシスト E70	コンフォートカフプラス	ミニペガソⅡ	パルサー
機器	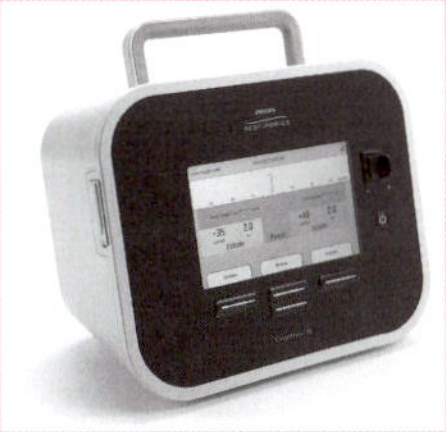	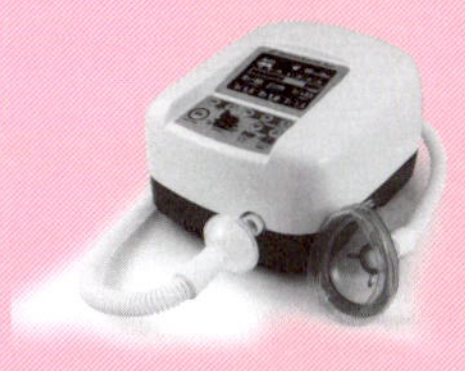	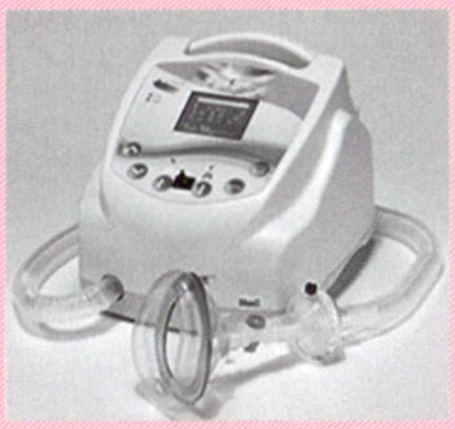	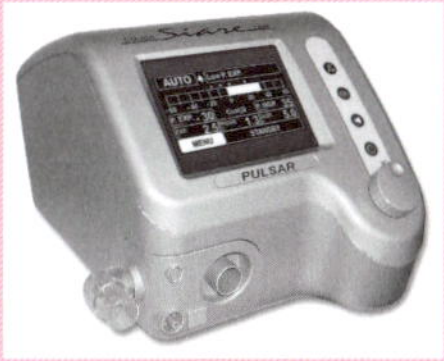
取扱い会社	フィリップス・レスピロニクス合同会社	パシフィックメディコ(株)	エア・ウォーター(株)	チェスト(株)
追加機能	オシレーション（圧振動法）	パーカッション（軽打法）	パーカッション（軽打法）	バイブレーション（振動法）
特徴	着脱式バッテリー 呼吸同調機能 CPF・換気量表示	無停電装置(オプション) パーカッションラップも使用可能	内蔵バッテリー 呼吸同調機能	吸気・呼気回路別 呼吸同調機能

図8 主な排痰補助装置

表1 機械的排痰補助装置（MI-E）導入手順

適応
神経筋疾患，脊髄損傷など呼吸筋の筋力低下により，咳が弱くて痰が出しにくい者
通常，PCF（咳のピーク・フロー）での評価（270 L／分以下が導入の目安となる）
気管切開下では，自力での咳の力が障害されるため，禁忌が除外され，排痰困難を有する場合，導入を考慮する．

禁忌
bullaのある肺気腫の既往，気胸や気縦隔の疑い，人工呼吸による肺障害の患者に対しては行わない．
不整脈，心疾患のある患者には，原則として行わない．行う場合は，脈拍，SpO_2をモニターしながら，慎重に行う．

段階	内容		
		フェイスマスク向け	気管切開向け
初回導入	医療機器：医師の指示にて使用 初回導入の全てのプロセスは，医師の確認の下で行う． 食後すぐの実施は避ける．		
	1. 準備　機械的排痰補助装置（MI-E），回路，SpO_2モニタ 　　　　フェイスマスク 　　　　吸引用具（急変に対応できる体制） 　　a. 姿勢　通常60度上体を起こしてのリクライニング位が推奨される．その時のやりやすいやり方でよい．（仰臥位か軽度のベッドアップ） 　　　＊押し付けても首や上体が後ろに反ったり，倒れないように頭頸部や体幹の支持をする． 　　b. 操作者　マニュアルタイプでは，MI-Eを操作する人，人工呼吸器（回路含む）および吸引操作する人の2名以上で行う． 　　　オートマチックタイプでも，慣れないうちは，MI-Eの回路と人工呼吸器の回路の操作と吸引操作を分担して行うため，2名以上で行うとよい．	コネクター 気管カニューレ カフエアの確認（エアリークがないように，適宜カフエアを入れる）	
	2. 機械を知る 　①モードの選択 　　オートマチックモードがあるものは，それを選択する． 　②設定 　　はじめは，±10 cmH_2O程度，（吸気・呼気1.5～3秒，ポーズ1秒程度）の低めに設定する． 　③施行者の手や胸にあて，強さやタイミングを確認．患者の手や胸，腹部に当て，強さや機械音などの感じを体験してもらう． 　④徐々に，スタンダード値＊まで上げていく． 　　（強さや機械音の感じをつかむ）． 　＊自発呼吸が残存していれば，in time（吸気時間）とex time（呼気時間）に合わせ，声をかけ，自力で咳をする動作を練習する．	※スタンダート値 MI-Eにおける陽・陰圧は，±40 cmH_2Oがスタンダート値とされてきたが，近年，約±55 cmH_2O程度がスタンダート値であるとして見直されてきている．±40 cmH_2Oでは，効果がみられない場合に，約±55 cmH_2Oを目安に上げてもよいと解釈されている．	
	3. 機械を体験（装着）する 　フェイスマスクで体験する． 　①はじめは，±10 cmH_2O程度，（吸気・呼気1.5～3秒，ポーズ1秒程度）の低めに設定する． 　②吸気・呼気のタイミングに合わせ，1サイクルだけ実施（人工呼吸器使用者は呼吸器の吸気・呼気に合わせる） 　　（＊1サイクル＝in time（吸気時間）・ex time（呼気時間）1回分） 　声門を閉じないよう「あー」と発声させるような感じで，機械に，委ねるようにする．	気切コネクターで回転する． （＊長期人工呼吸器装着下で，肺，胸郭コンプライアンスが低いと考えられる場合，気胸の心配がある場合は，陽圧を人工呼吸器の陽圧上限に応じて，±10～20 cmH_2O程度にとどめた方がよい場合もある）	

（つづく）

(表1 つづき)

維持	③よければ，本人に確認しながら徐々に圧を上げていく（10 → 20 → 30 → 40）． 陽圧はそのままで陰圧のみ上げていくこともある． まだ1サイクルだけの実施にとどめ，感じをつかむ． 最終的にはスタンダード値まで上げることが望ましい．	
	4. 機械に慣れる（至適条件の設定） ①本人の受け入れがよければ，in time（吸気時間），ex time（呼気時間）を本人の好むように調整． ②1サイクルだけでなく，希望に応じて2〜4サイクルと増やし，最大5サイクルまで行う． ＊5サイクル以上行うと，CO_2が低下し，過換気症候群の状態になるので避ける． ④喀痰が上がってきたら（回路内に痰が出てきたら），吸引を行う．	③一度，外し人工呼吸に戻してから，再度追加で行う場合もある
	5. 機械を使いこなす ①慣れてきたら，一回に何サイクルまでと決めて行う．回路内に痰が出てきたら一度中止し，吸引するか，決められたサイクル終了後に吸引する ＊規定回数で喀痰が出てこない場合：以下のaまたはbをアセスメントする 　a：出すべき喀痰がない 　b：MI-Eの効果が及ぶ気道の中枢側にまで，痰が上がってきていないので，しばらく上がってくるのを待つか，姿勢管理や徒手的排痰介助などの呼吸理学療法で気道の末梢側から中枢側へ痰の移動を行ってから，再度MI-Eを行う． 疲労がなければ，ある程度痰がでるまで，5サイクルを1回として，何回でも追加が可能．疲労，過換気症候群，SpO_2の低下があれば，休止する． ②呼気時に，徒手的な咳嗽補助を加えることもできる（MAC）． ③一日に行う頻度：医師の処方による． 喀痰が絡んだ際，すっきりするまで使用する場合が多い．MIC（最大強制吸気量）を得るために，1日に2〜3回行うこともある（深呼吸の代用）． ④MI-Eで中枢気道のクリアランスが改善したことで，その後しばらくして末梢側の痰が上がってきて，吸引などの対応を要することがあるので，注意して観察する．	

(文献4より改変)

●球麻痺症状による誤嚥・気道閉塞症状

誤嚥・気道閉塞の症状

　球麻痺は，呼吸障害の直接の原因ではないが，呼吸障害を増悪させる最も大きな要因といえる．その最たるものに，喉頭機能（飲み込み）が低下し，食べ物や唾液の誤嚥（気管内に垂れ込んでしまう）がある．誤嚥により，誤嚥性肺炎や窒息のリスクが高まり，生命の危機的な状況となる．また，気道閉塞は，分泌物・舌根沈下による場合や「喉がはりつく感じ」といった球麻痺症状そのものから起こる場合があり，いずれも生命に危険を生じる状況である．

　球麻痺症状が強い場合は，換気補助のうち，NPPVに移行してもうまくいかないことが

表2 ALSFRS-R

ALSFRS-R (ALS functional rating scale) 各項目で該当する数字ひとつに○をつけてください

1. 言語
- 4 正常
- 3 会話障害が認められる
- 2 繰り返し聞くと意味がわかる
- 1 声以外の伝達手段と会話を併用
- 0 実用的会話の喪失

2. 唾液分泌
- 4 正常
- 3 口内の唾液はわずかだが、明らかに過剰(夜間はよだれが垂れることがある)
- 2 中程度に過剰な唾液(わずかによだれが垂れることがある)
- 1 顕著に過剰な唾液
- 0 著しいよだれ(絶えずティッシュペーパーやハンカチを必要とする)

3. 嚥下
- 4 正常な食事習慣
- 3 初期の摂食障害(時に食物を咽頭に詰まらせる)
- 2 食物の内容が変化(継続して食べられない)
- 1 補助的なチューブ栄養を必要とする
- 0 全面的に非経口性または腸管栄養

4. 書字
- 4 正常
- 3 遅い、または書きなぐる(すべての単語が判読可能)
- 2 一部の単語が判読不可能
- 1 ペンは握れるが、字を書けない
- 0 ペンが握れない

5. 摂食動作：胃瘻の設置の有無により、(1)、(2)のいずれか一方で評価する

(1) (胃瘻なし)食事用具の使い方
- 4 正常
- 3 いくぶん遅く、ぎこちないが、他人の助けを必要としない
- 2 フォーク・スプーンを使えるが、箸は使えない
- 1 食物を誰かに切ってもらわなければならないが、何とかフォークまたはスプーンで食べることができる
- 0 誰かに食べさせてもらわなければならない

(2) (胃瘻あり)指先の動作
- 4 正常
- 3 ぎこちないがすべての指先の作業ができる
- 2 ボタンやファスナーをとめるのにある程度手助けが必要
- 1 介護者にわずかに面倒をかける(身の回りの動作に手助けが必要)
- 0 まったく指先の動作ができない

6. 着衣、身の回りの動作
- 4 正常
- 3 努力を要するが(あるいは効率が悪いが)独りで完全にできる
- 2 時折、手助けまたは代わりの方法が必要
- 1 身の回りの動作に手助けが必要
- 0 全面的に他人に依存

7. 寝床での動作
- 4 正常
- 3 いくぶん遅く、ぎこちないが、他人の助けを必要としない
- 2 独りで寝返ったり、寝具を整えられるが非常に苦労する
- 1 寝返りを始めることはできるが、独りで寝返ったり、寝具を整えることができない
- 0 自分ではどうすることもできない

8. 歩行
- 4 正常
- 3 やや歩行が困難
- 2 補助歩行
- 1 歩行は不能
- 0 脚を動かすことができない

9. 階段をのぼる
- 4 正常
- 3 遅い
- 2 軽度に不安定、疲れやすい
- 1 介助を要する
- 0 のぼれない

呼吸(呼吸困難、起坐呼吸、呼吸不全の3項目を評価)

10. 呼吸困難
- 4 なし
- 3 歩行中に起こる
- 2 日常動作(食事、入浴、着替え)のいずれかで起こる
- 1 坐位あるいは臥床安静時のいずれかで起こる
- 0 極めて困難で補助呼吸装置を考慮する

11. 起坐呼吸
- 4 なし
- 3 息切れのための夜間の睡眠がやや困難
- 2 眠るのに支えとする枕が必要
- 1 坐位でないと眠れない
- 0 まったく眠ることができない

12. 呼吸不全
- 4 なし
- 3 間歇的に補助呼吸装置(BiPAPなど)が必要
- 2 夜間に継続的に補助呼吸装置(BiPAPなど)が必要
- 1 一日中(夜間、昼間とも)補助呼吸装置(BiPAPなど)が必要
- 0 挿管または気管切開による人工呼吸ができない

ALSFRS-R 評価日

	項目	点数
1	言語	
2	唾液分泌	
3	嚥下	
4	書字	
5	摂食動作(食事/指先)	
6	着衣、身の回りの動作	
7	歩行	
8	歩行	
9	階段をのぼる	
10	呼吸困難	
11	起坐呼吸	
12	呼吸不全	
	合計点数	(48点満点)

(文献6より)

多い．それは，NPPVによって患者の呼吸を補助しえても，球麻痺による唾液の気管への垂れ込みなどを防ぐことができないことと，気道閉塞感によりNPPVからの送気自体が苦痛になり，必要な換気量が維持できなくなるからである．

球麻痺症状の測定方法

飲み込みの障害に対しては嚥下造影検査（videofluoroscopic examination of swallowing；VF）を行うことが望ましいが，これはレントゲン検査が必要であり，在宅で行うのは難しい．そこでALSFRS-R（ALS functional rating scale；ALSの日常生活機能尺度）（表2）を用いるとよい．ALSFRS-Rは，以下の12項目の日常生活動作がどれくらい行えるかを評価することでALSの進行度を表す．満点を48点とし，点数が低いほどALSの進行が進んでいることを示す．この中の唾液や飲み込みの部分が，ベッドサイドで簡単に，嚥下の評価ができる．

さらに，現在，米国のP. Cazzolliiらが中心となり，口腔内分泌物嚥下障害スケール（oral secretion scale；OSS）を開発中である（表3）．これは，唾液や痰などの口咽頭に発生する口腔内分泌物の程度と飲み込みの状態を観察で表すものである．

球麻痺症状への対応

球麻痺症状に対する対応のうち，呼吸障害との関係からみると気道確保と誤嚥の防止が大きな目的となる．両者に共通するものとして，気道浄化がより重要である．OSSが1以下になると，徒手介助併用による機械による咳介助（MAC）での排痰が困難になるといわ

表3 口腔内分泌物嚥下障害スケール（Oral Secretions Scale；OSS）

スコア	口腔内分泌物レベル	嚥下障害	口腔内分泌物		
			貯留	漏出	ふき取り
4	正常	なし（正常）	なし（正常）	なし（正常）	なし（正常）
3	少量	ごくわずかな嚥下障害（正常時より自発的な嚥下が低下）無意識な唾液嚥下は可能	時々，口腔内に起こる（少量）	唾液の漏出がたまに起こる（少量）	なし（正常）
2	中等量	嚥下障害あり唾液嚥下に，意識的な努力を要する．	口腔内・及び（又は）喉への貯留が起こる（中等量）．	時々，漏出が起こる（中等量）特に，起坐位や上体を前方に寄りかからせているときなど	NPPVを使用していない場合，口唇が，平均10〜15分毎に拭われる．
1	相当量（かなり）	嚥下障害重度唾液・他の口腔内分泌物嚥下に，意識的に努力しても困難．	口腔及び喉に唾液や口腔分泌物の貯留がある（多量）．	短時間のうちに，漏出が頻繁に繰り返し起こる．	NPPVを使用していない場合，口唇が平均2〜5分毎に拭われる．吸引器を頻繁に使用している．
0	多量	嚥下障害最重度唾液・他の口腔内分泌物嚥下は，不可能または，極度の意識的な努力を要する．	持続的又は継続的に，唾液や他の口腔分泌物の貯留がある（大量・多量）．	持続的又は継続的に漏出がある．患者が起坐位になったり，頭部を前傾した際に，口から多量の唾液が漏れる．	口唇は常に拭われていたり，又はガーゼ等を口に入れたままの状態．吸引が困難又は，不可能で気道の浄化が難しい．

（筆者訳）

れており，球麻痺が進行した中での気道浄化は困難を極める．吸引や唾液の低圧持続吸引や口腔ケアを確実に行い，誤嚥により肺炎を起こさないための防御策が必要になる（Chapter 7 参照）．それでも，常に流涎があり，気道の閉塞感が強く，NPPV での換気が受け入れられない状況では，吸引路としての気道確保を考慮すべきである（Chapter 4 参照）．

文献

1) ALS における呼吸管理ガイドライン作成小委員会：筋萎縮性側索硬化の包括的呼吸ケア指針―呼吸理学療法と非侵襲的陽圧換気療法（NPPV），厚生労働省難治性疾患克服研究事業「特定疾患患者の生活の質（QOL）の向上に関する研究」班，2007．
2) 日本神経学会監修：筋萎縮性側索硬化症診療ガイドライン 2013，pp.118-139，南江堂，2013．
3) 石川悠加：非侵襲的人工呼吸療法ケアマニュアル―神経筋疾患のための，日本プランニングセンター，2004．
4) 石川悠加編：NPPV のすべて これからの人工呼吸，JNN スペシャル 83，医学書院，2008．
5) 中山優季・他：ALS 療養者における唾液嚥下障害スコアの信頼性に関する検討，日本呼吸ケア・リハビリテーション学会誌，23(1)：96-102，2013．
6) 大橋靖雄・他：筋萎縮性側索硬化症（ALS）患者の日常活動における機能評価尺度日本版改訂 ALS Functional Rating Scale の検討．脳と神経，53(4)：346-355，2001．
7) 石川悠加：機械による咳介助，日本呼吸ケア・リハビリテーション学会誌，25(1)：72-76，2015．

〔中山　優季〕

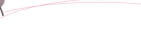
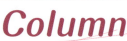

大災害への備えについて

長谷川　智美

　東日本大震災の発生時，在宅の人工呼吸器を使用している患者さんにとって一番に救いとなったのは，隣近所や近しい支援者からの助け（共助）でした．

　ある患者さんは，自宅が停電したことを知った訪問看護師さんが往診の診療所に連絡してその診療所に受け入れてもらったことで事なきを得ました．また，ある患者さんは自宅が断水して困っているときに近所の方々が給水車に代わりにならんで水を運んでくれたり，お店がことごとく閉店していて食料がなかなか手に入らなかった頃には食事を差し入れてもらったりして凌いだということでした．

　大災害のときは，普段私たちが頼りにしている行政や病院も被災して，在宅患者さんに支援の手が行き渡るまでにはかなりの時間がかかります．

　実際に，福島では市役所や総合病院の建物が大きな被害を受けたり，家屋の倒壊も多く発生して多数の避難所ができました．その対応に人手が割かれたことから，保健師さんの訪問が再開したのは約 1 ヶ月後のことでした．

　患者さんのなかには，病気のことをご近所に知られるのが恥ずかしいと言って，外出もせず，介護事業所の車を自宅前に止めることすら嫌がる方もいらっしゃいます．しかし，患者さんとご家族だけで乗り越えられることには限界があるのです．

　自分と家族の命を守るためにも，普段から隣近所や近しい支援職との良好な関係を築いておき，いざというときにはすぐに救いの手が得られるようにしておきたいものです．

Part 1 基本編

気管切開下人工呼吸(TPPV)

1 ALS患者の在宅人工呼吸器管理の基本

●非侵襲的陽圧換気療法(NPPV)から気管切開下人工呼吸(TPPV)への移行期

NPPVと気管切開の併用

a) 痰の吸引路確保としての気管切開

非侵襲的陽圧換気療法(non-invasive positive pressure ventilation; NPPV)を行うことによって，呼吸筋力低下による低換気を免れることができるが，筋萎縮性側索硬化症(ALS)の場合はその進行に伴い痰の喀出が困難となって苦しむという段階がくる．気管まで痰は上がってきているが，喀出する力がないため，喉頭を越して痰を口腔内に出せなくなる．まずはスクイージングやタッピング，体位交換などで痰の喀出をはかり，場合によっては排痰補助装置によって痰の喀出が可能となるが，この状態が頻回に現れるようになった場合は，気管切開を行うべきである．

気管切開をするといっても，すぐに気管切開下人工呼吸(tracheostomy positive pressure ventilation; TPPV)にするということではない．また，よく誤解されることだが，声を失うこととも異なる．痰を吸引するルートの確保のための気管切開である．

この段階では，気管切開孔にはスピーチカニューレを挿入し，普段は一方向弁などで蓋

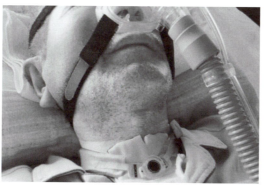

図1 NPPVにおける気管切開，吸引時以外は蓋をする
写真では一方向弁を蓋にしている．NPPVの場合，陽圧であるので一方向弁からのエアリークは生じない．

をしておく（図1）．そして痰を吸引するときのみ蓋を外し，吸引カテーテルを気管内に直接挿入し，吸引を行う．確実に，短時間で吸引操作が終了する．吸引しないときは，それまでと同様NPPVを継続すればよく，もちろん声も出せる．

NPPVを装着していないALS患者でも，痰が出しにくいという症状が出現するようになったら，時機を逸せず気管切開を行うべきである．慢性閉塞性肺疾患（COPD）のように，換気は悪くても咳ができ，自力で痰を出せる患者には，気管切開の必要性は高いものではないが，進行性に呼吸筋力低下をきたすALSのような神経筋疾患の場合は，必須といっても過言ではない．気管切開は，重症難病患者のケアにとって，生命とQOLの維持にかかわる重要な手段である．

b）急な窒息時の呼吸確保のための気管切開

気管切開を併設しておくということの重要性は，ALSに限らない．多系統萎縮症においては，声帯麻痺による窒息が突然生じうるが，気管切開を実施して一方向弁をつけておくことによって不幸な窒息事故は防げる．とくに在宅ケアをしている場合において，突然の呼吸停止などもこの段階では想定されるが，そのときに気管切開が実施されていると，用手的に換気を行うことも容易である．気管切開カニューレが，スピーチタイプのようにカフなしである場合は，カフ付きに入れ替え，カフを膨らませて用手換気（蘇生バッグによる）を行う．この方法をとれば，介護者一人でも十分に患者の生命の確保が可能である．この段階の患者を在宅ケアする場合は，介護者に十分な教育と訓練をしておく．

患者の安全面を重視すれば，TPPVに移行するか否かにかかわらず，呼吸や排痰が不安定になってきた時期に，積極的に実施するべき手段である[1,2]．

NPPVと気管切開下人工呼吸（TPPV）の併用

有効換気という観点からNPPVをみた場合，COPDと違って，ALSではNPPVの限界が症状の進行の中で確実にくる．その原因の1つは開口によるエアリークであり，もう1つは，舌根沈下などによる気道の閉塞である．これらはいずれも夜間就寝時に発現する．開口によるエアリークの場合は，過大な換気量がNPPV機器で計測されるし，閉塞の場合は，過小換気が示される．これらが感知できるよう，NPPV機器のアラーム設定をしておく必要がある．これらの事態が出現することにより患者の換気が不十分になった場合は，これまでは定型的なTPPVに移行することが唯一の回避手段であった．NPPVは自由に声が出せるため，患者にとってQOLの高い換気法といえる．それに対してTPPVは安全確実な換気法といえるが，この両者の良いところを取ろうというのが，この時期における方針である．

そのためにはやはり気管切開の実施が欠かせない．この段階では，カフ付きの複管構造を有するスピーチタイプのカニューレ（図2）を用いる．日中の覚醒時には，カニューレの内筒を抜き，開口部には蓋をしてスピーチカニューレとして使い，NPPVを継続する（図3）．患者は通常のNPPVと同様に自由に声を出すことができる．そして夜間就寝時は，カニューレに内筒を入れ，TPPVを行う．エアリークや過小換気の心配なく，安全で確実に就寝時の換気ができる（図4）．

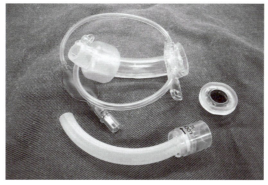

図2　複管式スピーチカニューレ（カフ付き・高研製）
外筒（カニューレ本体）には，口・鼻からの呼吸が通るように孔があけられている．内筒を外筒内に挿入すると，通常の単管カフ付き気管カニューレと同様の働きをする．

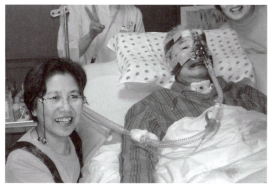

図3　NPPVとTPPVの昼夜交換　日中覚醒時
覚醒しているときはNPPVとして自由な発語が可能．気管切開孔には蓋をする．痰の貯留時は，蓋を外して直接気管内の吸引が可能．

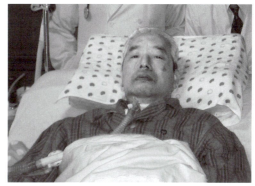

図4　NPPVとTPPVの昼夜交換　夜間就寝時（図3と同一患者）
図2で示した複管式スピーチカニューレを用いることにより可能．夜間就寝時は，確実な換気のために気管切開からの人工換気を行う．また夜間マスクの圧迫が解消されるので，顔面の圧挫創の予防にもなる．在宅で変更可能．人工呼吸器は図3，4ともにアイ・エム・アイ（株）製レジェンドエア．

　日中と夜間での換気方法の転換に，それぞれの用途のために別の人工呼吸器が必要であるとすれば実用的とはいえない．幸い現在は，在宅でも使用可能な多くのタービン型人工呼吸器[*1]でNPPVもTPPVも行える．NPPVで用いるバイレベルモードは，TPPVではPSV[*2]（pressure support ventilation）モードに相当する．トリロジー（フィリップス・レスピロニクス社）やアストラル（レスメド社）などは呼気弁のないリーク回路を用いることができて，タイムラグのないスムーズな呼吸補助が可能である．介護者は，カニューレに内筒を入れ，カフを膨らませ，呼吸管を気管切開に変更することで，NPPVからTPPVへの変更が在宅でも可能になる．この方法によって，患者はQOLの高い日中の暮らしと，

[*1]　従来のピストン型ポンプとは異なり，タービンの回転で送気を行うタイプ．従圧式換気に適している．
[*2]　PSV：従圧式換気であるが，患者の自発呼吸を補助する換気法である．呼気の移行が一定ではなく，換気量にはばらつきが生じるが，患者は呼吸困難を感じにくい．

安全性の高い夜間の睡眠の両方を獲得することができる[1-3].

●気管切開下人工呼吸（TPPV）の開始

気管切開下人工呼吸（TPPV）で発声を保つ方法

　日中のNPPVで確実な換気ができなくなったとき，NPPVはあきらめなければならない．そうなると終日TPPVで過ごすことになる．

　TPPVはこれまでの常識では，声を失うという思い込みから導入に踏み切れない人が多かった．しかし，これは事実と異なる．この段階でのケアの方針は，TPPVでも声をあきらめないということである．

a) 考え方

　この方法は，前項で述べた気管切開PSVモードを用いて行う．NPPVでのバイレベルモードとほぼ同義であるため，エアリークに強い．通常の従量式換気ではエアリークは低換気と同義である．しかし，最近のタービン型人工呼吸器では，通常換気の5倍以上の量を出す能力を持つため，少々のリークは問題とならない．そしてこのリークを声帯に導いて発声に用いるのである．

b) 具体的方法

　具体的には，気管カニューレ（通常のカフ付きカニューレでよい）のカフエアを発声可能となる最小限のリーク量になるように注射器を用いて抜く．この状態でPSVモードで換気すると，肺への換気量は保ったまま，リークしたエアを喉頭に適度に流すことができる．患者は吸気相から呼気相の前半で発語が可能になる．健常時と同様の喋り方や，NPPVのようにスムーズに喋ることができるわけではないが，多少の訓練によって，やや断続的ではあるが，十分にコミュニケーションが可能な程度の発語が，十分な音量でできるようになる．あとは患者の適応次第で，日中のほとんどを会話可能な状態にしておくか，必要時のみリークをさせて会話を行う．

　なお，この方法が可能であるのは，球麻痺がないか，ごく軽度の場合のみである．換気不全が生じる前に球麻痺になり，すでに発語ができなくなった場合は，これらの方法は無効である[1-3]．また，このエアリークが食道を通じて胃を拡張させてしまうおそれがある．この方法を用いる場合は，胃瘻ないし経鼻胃管があり，脱気がすぐに行えることが望ましい．

PSVでの自発補助換気

　球麻痺があっても，自発呼吸が残存している場合の人工換気は，PSVモードが適している．タービン型人工呼吸器の場合は，圧トリガーによるピストン型人工呼吸器と違って，フロートリガーによって患者の吸気，呼気の判断をしているため，わずかな自発呼吸でもそれに合わせた補助呼吸が行いやすい．そのため患者と機械換気が合わずに生じるファイティングという現象が出にくい．換気量の設定はできないが，吸気圧（inspiratory positive airway pressure；IPAP）と呼気圧（expiratory positive airway pressure；EPAP）を設定し，両者の圧の差分が換気となる．自発呼吸能力が大きい場合は，補助呼吸は，低めの吸

気圧の設定でよいが，すでにNPPVなどで補助換気を行っていた場合は，最初からNPPVで設定していた圧が必要となる．

　自発呼吸能力が落ちるに従い，吸気圧を高めていく．最終的には，吸気圧16～18hPa程度が必要となる．呼気圧は，初期はできるだけ低めに設定する．ただし，低い場合には自発呼吸の感知が不十分になることもあるので，その両者の相関を考慮して設定する．もし，換気が自発呼吸に関係なく連続して起こるようなオートトリガーという状態に陥る場合は，呼気トリガーの感度を下げる．いずれにしても患者と十分コミュニケーションをとりながら，患者にとって最も快適な設定を行うべきである．設定が合わない場合は，患者は呼吸困難を訴えるし，頻脈や異常な発汗が生じる．これらはファイティングのサインと理解する．そして，自発呼吸が感知できなくなる場合に備えて，バックアップの換気数を設定しておく．バックアップの換気数は自発呼吸時での換気回数を少し下回る程度の値にしておく．あまりに差があると，自発呼吸の感知ができなくなった場合に患者に違和感や呼吸困難を引き起こすことになる．

　TPPV導入の際にPSVモードを用いるのは，吸気がスムーズであるだけでなく，呼気への変換が患者の感覚に合いやすい，という点も大きい．PCV[*3]（pressure control ventilation）モードでは，吸気時間が一定であるため，患者が呼気に入りづらいと感じて，息苦しさを発生させることがある．

救急病院などで人工呼吸器が装着されたら

　自宅で突然呼吸困難に陥って，救急病院に搬送されると，そこで人工呼吸が導入されることになる．最近の急性期医療の考え方から，少なめの換気量と高めのPEEP（呼気終末陽圧）が導入時の設定となっている施設が多い．たとえば，一回換気量400mL，PEEP 5hPaなどである．この設定は，呼吸器疾患や心不全などの場合に用いる設定であるが，意識があるととても苦しい設定である．しかし，血液ガス検査でpHが適正となるなど正常値が出るので，これで我慢しろと言われることが多い．しかし，患者は苦しくて眠れず，血圧が上がり，頻脈が生じる．ALSなどの意識のある患者は前項のようにPSVモードに設定して，IPAP＝18hPa，EPAP＝1～2hPaとし，バックアップを12～14回とする．そうすれば，患者は眠れるようになるし，頻脈も解消する．血液ガスでは呼吸性アルカローシスを示すが，自然に修正されるのでそのままでよい．このような慢性期呼吸管理と急性期呼吸管理の違いを理解しておこう．

● 気管切開下人工呼吸（TPPV）での従量式換気への変更

　自発呼吸が感知できなくなり，終日バックアップ換気のみになった場合において，換気量が少なく，また一定でない場合は，毎回一定量の換気を行う従量式換気（volume control ventilation；VCV）に変更した方が確実である．

[*3] PCV：従圧式換気で従量式換気に近いモード．一定の吸気時間を確保し確実な換気となるが，自発呼吸の残存する患者には違和感を生じることが多い．

もっとも，十分な換気量が確保され，患者が継続を求める場合は，PSV モードのバックアップ換気で終日運転しても差し支えはない．一定の吸気時間を確保する PCV モードに変更してもよい．しかし，PSV モードで換気量が減少傾向にある場合は，背側部に無気肺（沈下性無気肺）を形成している可能性があり，そのままの条件で維持すると無気肺が固定化することになるので，従量式換気に変更したほうが安全である．

従量式換気に移行した場合は，最高気道内圧を過度に上げないようにし，かつ十分な一回換気量を確保することである．

換気量の設定

a）前提となる考え方

日常よく用いられる 400 mL 程度の一回換気量で長期の従量式換気を行うと，無気肺はほぼ必発で生じる[4]．無気肺が生じると酸素化が阻害されたり，頻回の感染の原因となって，安定した呼吸管理が行いにくくなるので，できるだけ避けたい．そのため通常の体格の場合，一回換気量は 600 mL 程度を用いたい．しかし，一回換気量を上げすぎて，最高気道内圧を 20 hPa 以上に上昇させると，肺に障害をもたらすことがあるので避けるべきである[5,6]．

b）具体的な設定方法

①気道内圧を低めに抑えるためには，気道における吸気流速をできるだけ抑えることが有効である．

②一回換気量を相対的に大きく設定するため，換気回数は 10〜12 回／分程度でもよくなるので，一回吸気時間を 2 秒に設定できる．

③それらの設定により，一回換気量の上限は，最高気道内圧が 20 hPa 以下とする．通常は余裕をとって 16〜18 hPa 程度の最高気道内圧となるよう，換気量を設定する．この状態で人工換気を行うと，生理学的には過換気傾向となり，動脈血炭酸ガス圧は 20 mmHg 程度まで低下し，動脈血 pH は正常上限を越すが，2 週間程度で pH は正常値に修正されるので，特に対策をとる必要はない．また，この過換気状態が，従量式換気移行時に患者の呼吸困難感を抑制できるため有用でもある[4]．

日中の体位交換，排痰

十分な換気量による安定した人工換気が行われても，体位交換や排痰手技をおろそかにしてはならない．夜間就寝時に患者を起こして定期的な体位交換まで行う必要はないが，日中はなるべく定期的に十分な角度を付けた体位交換を行い，一度はタッピングなどで排痰を行うべきである．就寝前にこれを行っておくと夜間の吸引回数が減る．これは患者にとっても介護者にとっても有利である．

2 合併症とリスクマネジメント

● 長期人工呼吸管理による合併症

人工呼吸器起因性肺損傷（VILI）

　これまでALSの長期人工呼吸管理による致死的合併症として，肺炎が指摘されてきた[8]．たしかにALSの気管切開下人工呼吸（TPPV）の場合，経口摂取をしていなくても，球麻痺のため唾液などが気管内に垂れ込み，肺炎を生じることは多い．しかし，適切な抗生物質等の投与で多くは治癒可能である．

　しかし，一気に肺全体が白くなってしまう怖い「肺炎」がある．それが人工呼吸起因性肺損傷（ventilator induced lung injury；VILI）である．VILIとは，人工呼吸による陽圧換気自体が肺組織を障害する病態である[7]．そしてその障害は，最高気道内圧が25 hPaを超すと発生しうる．30 hPaを常時超えるようだと24時間程度でも部分的にVILIは発生し，そのまま放置すると1週間以内で全肺の障害に進展する（図5）[2,5,6]．これを肺炎が拡がったという認識で，抗生物質での治療のみを行うと，肺の障害はさらに進展し，急性呼吸促迫症候群（acute respiratory distress syndrome；ARDS）という状態に至る．この状態に陥ると最新の集中治療医学によっても死亡率は30％以上となり，その多くが助からないか，肺の荒廃などの深刻な後遺障害を残すようになる．

　したがって，長期人工呼吸管理を行っている患者の肺に異常影が出現したとき，それをただちに肺炎と判断せずに，VILIの可能性を考察することが求められる（図6）．VILI発症のきっかけとして軽微な肺炎や気管支炎が生じていることもあるので，抗生物質による治療が必要ないとはいわないが，気道内圧が普段より明らかに上昇している場合は，ただちに換気量を落として最高気道内圧を20 hPa以下に維持するようにしなければならない．もしそれによって動脈血酸素分圧が下がれば，人工換気の酸素濃度を上げる．そしてステ

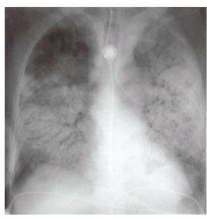

図5　ALS患者に発生した広範なVILI
VILI（人工呼吸起因性肺損傷）の終末像．病態的にはARDS（急性呼吸促迫症候群）．この患者は数日後に死亡した．

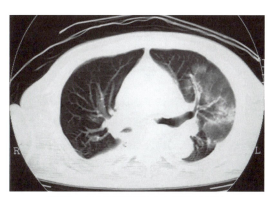

図6　ALS患者に発生した早期のVILI
この患者は，換気量を減らして気道内圧を下げ，ステロイドパルス療法により回復した．

ロイド投与などを行い，できるだけ早期にVILIからの離脱を図る[2,5]．もし換気量を減らしたときに患者が呼吸困難を訴えるようであれば，通常の集中治療医療のように，セデーション（薬物的鎮静）を行い患者の意識を低下させる．要は普段から患者の気道内圧に注意しておくことである．単に痰などによる一時的な上昇でないと判断される場合は，胸部CTなどを撮影し，VILIに進展していないかどうか精査が必要である．とくに普段の気道内圧が20 hPa以下の患者が，30 hPaを超えるようになっている場合，24時間以上放置した場合は，VILIへの進展が始まっている可能性が高く，すみやかに入院のうえ集中的な治療対応が必要となる．

その他の合併症

長期人工呼吸管理の呼吸器合併症は，VILIが最も重要であるが，それ以外のものも知っておく必要がある．

a) 無気肺

最も頻度が多いのは無気肺であろう．その多くは肺の背側に生じる沈下性無気肺である．これは換気量が過小の場合に生じやすく，一度発生すると改善が困難である．また無気肺が発生してむりやり換気量を増大させると，気道内圧が上昇してVILIを引き起こすこともある．要は体位交換や排痰行為を普段から十分行い，無気肺を発生させないようにすることであろう．また，肺葉全体が無気肺となることもある．粘調な痰が気管支に充満し，換気が通らなくなっているために生じるものであり，気管支鏡による直接吸引を行わないと改善しないこともある．

b) 気胸

患者の肺にブラやブレブ[*4]などの弱点がある場合には，気胸も比較的よく発生する合併症である．この場合は，早急に胸腔穿刺を行い，脱気を行わねばならない．漫然と陽圧換気を続けると，胸腔に逸脱した空気のため肺が収縮し，致死的な経過となりうる．

これらの合併症は，気道内圧の上昇がサインである．とくに体位交換を行った場合，ある特定の体位の時にとくに気道内圧が上昇する場合は，その体位で上側に位置する肺に問題があることが多い．例えば，左側臥位のときの右肺である．体位交換によって気道内圧の変動が大きい場合は，なんらかの合併症が，どちらかの肺に発生していると疑う必要があるといってよい．

従量式換気による長期人工呼吸管理を行っている場合は，気道内圧に十分な注意を払う必要がある．バイレベルを含めた従圧式換気を行っている場合は，換気量の減少が生じる．従圧式換気の場合は，従量式換気のように気道内圧の変動は設定上生じないが，気道抵抗の増大の反映として過小換気が生じるので，通常の換気量を知っておき，それが変動の範囲を超して明らかに低いと思われたときはその原因を精査しなければならない．

[*4] ブラ（bulla）；肺胞内嚢胞
　　ブレブ（bleb）；胸膜下嚢胞

● リスクマネジメント

人工呼吸器トラブルへの対処

　在宅人工呼吸を実施するにあたり，介護者はいくつかのスキルを身につけておかねばならない．1つは人工呼吸器のトラブル対策である．人工呼吸器は精密機械であるがゆえに，故障はありうる．そしてその前提に立った対策が要求される．まず，機械が停止したときに，蘇生バッグによる用手換気ができなければならない．しかし突然こういう事態が生じたとき，蘇生バッグの置き場がわからない，蘇生バッグで換気するがパニックになって力一杯一生懸命に押しすぎてしまう，などはよくある失敗といえる．

a）蘇生バッグ

　用手換気用の蘇生バッグは，必ず患者の近くに，目に見えるように置いておくことが大切である．例えば，透明の袋に入れて患者の横に吊るすなどはよい方法である．蘇生バッグの押し方は，例えば普段の人工呼吸器による呼吸回数が12回／分ならば，5秒に1回押せばよく，また一回換気量が500 mL程度なら，小型ペットボトル1本分であるから，両手で半押し程度でよい．

　無理な換気は，患者にストレスであるばかりでなく，肺にダメージを与えうることを理解してもらう．自分の想像よりも少ない量と頻度で換気を行うべきであることを実際に蘇生バッグを押す経験を積むことにより理解してもらうことが必要である．コミュニケーションがとれる患者なら，ときに用手換気を経験してもらい，患者の意見も聞いておくべきであろう（図7）．

b）呼吸回路のトラブル（Chapter 2参照）

　呼吸回路のトラブルも日常よく経験されるトラブルである．気道内圧チューブの抜け，呼気弁の逸脱，回路のピンホールなどにより，患者に十分な換気が行えなくなる．ここで重要な点は，人工呼吸器から低圧アラームが鳴った時に，ひと目で原因がわかる場合を除

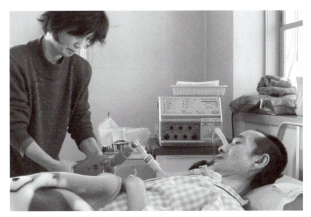

図7　蘇生バッグを使っての用手換気
患者とコミュニケーションをとりながら行う．過量や頻回換気とならないよう注意する．人工呼吸器の突然の停止や，作動不良のときはすぐにこれができるように，用手換気用の蘇生バッグは，ベッドサイドのすぐ目につくところに置いておく．

いて，その原因を探してはならないということである．これらの回路トラブルは，原因がすぐには判明しないことも多いので，患者をそのままにしてトラブルの原因を探すと患者の生命に関わる．まず，蘇生バッグによる用手換気を行い，患者の状態を安定させたうえで予備の回路と交換するなどの対策をとるべきである．

c) 蘇生バッグが見あたらないトラブル

必要なときに蘇生バッグが見つからないときはどうするか．蘇生バッグを外出時に持ち出し，その後，所定の位置に置くのを忘れることはときに起こる．このような場合，回路の先端の部分（呼気弁の先）から直接介護者の息を吹き込んで患者の呼吸を確保すればよい．人工鼻を着けていたらそこから息を吹き込むと，患者・介護者に心理的抵抗が少ないだろう．

電源トラブルへの対処

わが国では，台風襲来や地震の発生による公共電源の突然の停止は十分に想定される事態である．在宅人工呼吸を実施するのであれば，停電対策は不可欠である．また，人工呼吸器だけでなく，吸引器の非常時電源も必ず確保せねばならない．

a) 自動車電源の使用，外部バッテリーの使用

電源トラブル対策として，第一に自動車を発電機として使うことを勧めたい．自動車には，通常，シガープラグ電源が搭載されている．ここからDC12Vの電源を確保し，DC・ACコンバータを用いてAC100V電源に転換したうえ，電源コードを用いて屋内に導入する．電源使用時は，必ず自動車のエンジンをかけ，アイドリング状態にする．自動車から緊急電源の確保を行うメリットとしては，燃料を満タンにしておけば数日間連続で使用することが可能であるし，使用中の車がガス欠などで電源が確保できなくなっても，他の車の電源を持ってくれば継続して電源確保を可能とすることができる．

しかし，マンションの高層階などで延長コードが届かないという場合は，非常用電源として充電済みのバッテリーを複数個用意するか，発電機を設置するしかない．ただし発電機は設置しても，燃料タンクのサイズにより，それほど長い時間は連続運転できないことも知っておく必要がある．

これらの対策を非常時に間違いなく実施できるように訓練を積んでおきたい．外出を行うことは，最もよい訓練といえる．

b) 無停電電源装置の準備

通常の人工呼吸器は，公共電源が切れても，一定時間駆動を続けられるよう内部バッテリーが搭載されているので慌てる必要はないが，問題は多くのNPPV用の呼吸器に内部バッテリーが搭載されていないことである．この場合停電が起こると，外部電源を確保するまで呼吸器は止まったままとなる．停電が夜間などに起こった場合，外部電源への切り替えに手間取るなどして危険となる．内部バッテリーが搭載されていない人工呼吸器や呼吸補助装置を用いる場合は，無停電電源装置を介して電源をとっておく（図8）．無停電電源装置は，パソコン専門店などで売られている．これを90分程度のバックアップ電源として，突然の停電で中断しない電源供給が可能である．この間に自動車電源など，長時間用

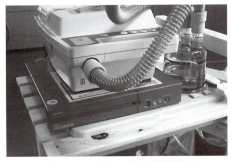

図8 NPPV機器と無停電電源装置
パソコン用無停電電源装置（実売1〜2万円程度）を用いる．この接続によりNPPV機器を停電時の中断なく90分程度バックアップすることが可能．

の外部電源に切り替えればよい[10]．

c）注射器吸引

吸引器の故障や電源喪失に備えて大型注射器（50〜100 mL用）を1本用意しておくとよい．普段使っている吸引カテーテルを15 cm程度に切断して注射器に取り付け，手でゆっくりと注射器を引いて吸引する．カニューレ内に上がってきた痰であればこれで確実に吸引可能である．なお，吸引カテーテルを15 cm程度に切断するのは，長いままだとカニューレ内に入れるなどの操作がしにくいこと，カニューレの先端に側孔があるので，注射器吸引では痰が引きにくいためである．

気管切開孔からの気管カニューレ抜け

滅多に起こらないが，起こった時に対策ができないとただちに生命に危険を及ぼすのが，気管切開孔からの気管カニューレの抜け落ちである．体位交換や移動時などで呼吸回路がどこかに引っかかりテンションが掛かってしまって，気管カニューレが一瞬で抜け落ちることがある．このとき自発呼吸のない患者は，気管カニューレを再挿入しないかぎり助けることはできない．間違っても「mouth to mouth」で対処しようなどと思ってはならない．

このような事態が生じたとき，訓練を受けていないと，どう対処してよいのかわからずパニックに陥りがちである．人形や気管モデルなどを用いて気管カニューレを挿入する訓練を事前に積んでおくことが望ましい．少なくとも家族介護者と訪問看護師は，かならず気管カニューレの入れ替えや再挿入が適切，安全に行えるように訓練を受けておくべきである．

事前訓練の充実を

在宅人工呼吸ケアを実施するにあたり，さまざまなトラブルが生じうる．しかし，その多くは想定される事態であり，事前の訓練によって乗り越えることが可能である．訪問看護師が中心になって，家族介護者，ヘルパーに対し，半年に1回などの頻度で定期的な訓練の実施が行われることが望ましい．

一つ覚えておいてほしいことは，人工呼吸の患者は「怖い」のではなく，確実に気道確

3 痰の自動持続吸引装置の使用の実際

● 痰の自動持続吸引装置の概要

開発の経緯

　大きな介護負担の原因となっている昼夜を問わない痰の吸引を，可能な限り自動で行うことを目標として，筆者と徳永装器研究所（現　徳器技研工業株式会社）が中心となり自動持続吸引装置の開発を2000年に開始した．日本ALS協会や訪問看護振興財団，厚生労働科学研究費などの支援を得て，研究を続けた．当初は，気道内圧をモニタリングし，圧が上昇したときに吸引を行うというものであったが，自発呼吸が残存している患者では誤作動が頻発した．そこで，低定量持続吸引という考え方に変更し，システムとして完成できた[11,12]．2010年には専用気管カニューレと専用吸引器の薬事承認がそろい，臨床現場で使えるようになった．2015年10月現在，専用ポンプは900台が市販されている．そのうち約2/3が慢性期病棟など病院での使用であるが，残る1/3が在宅などでの使用となっている．

システム

　徳器技研工業株式会社製のアモレSU-1（図9）を，コーケンダブルサクションカニューレ（図10）の内方吸引チューブに接続する．自動吸引の原理は，専用に作られたカニューレ内の吸引孔から，低定量持続吸引（1〜3L/分）を行わせて常時痰を排除するというものである（図11，12）．ALS患者の痰のほとんどは気管カニューレのカフを越えて気管内に流れ落ちる唾液などの上気道分泌物が原因であり，肺疾患のように肺の奥から上がってくる真の痰（喀痰）ではないことが多いため，吸引孔がカニューレ内にあっても，効率よく痰の吸引が可能となる．持続吸引であるが，吸引量が少ないため人工呼吸への影響は限定的である．

人工呼吸への影響

　自動吸引を稼動させると，換気量がわずかであるが減少する．ただし1L/分で吸引した場合，分時換気量が1L減ずるわけではない．1回換気量が500mLで吸気時間1秒，12回/分であったとき，1回の換気量のうち減ずる換気量は1000mL/12回＝83.3mLではなく，1000mL/60秒＝16.7mLにすぎない．したがって換気量の減少率は3%程度である．ただし3L/分で吸引すると約10%の低下となるので，従量式換気では1L/分までとしている．従圧式換気であれば3Lで吸引しても換気量に影響はない．

どのくらい痰が吸引されるのか

　ALS患者は，30〜50mLが一日吸引量となることが多いが，痰の多い患者では100mL

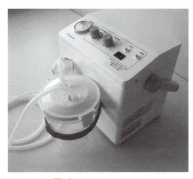

図9　アモレSU-1
徳器技研工業(株)製．痰の低定量持続吸引が可能．

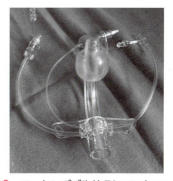

図10　コーケンダブルサクションカニューレ
高研製．通常のカフ上吸引とは別に，カニューレ筒内に吸引孔がある．この吸引ラインを低定量持続吸引することにより自動吸引が可能となる．

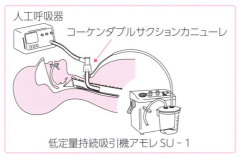

図11　自動吸引システム模式図
人工呼吸を継続したまま痰の吸引が可能である．

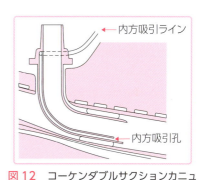

図12　コーケンダブルサクションカニューレの内方吸引構造
吸引孔は，気管壁に触れないため，気管粘膜に障害を与えない．

を超えることもある．自動吸引装置により多くの患者で夜間の用手吸引は不要になる．患者も気管内に吸引カテーテルを入れられずにすむため，患者も介護者も安眠できるようになる（ことが多い）．ネット上で多くの患者や介護者の感想がみられるので，検索してほしい．

● 使用上の注意

吸引ライン閉塞

　気管カニューレ壁に吸引ラインが埋め込まれているため，カニューレ壁内の流路が狭く，痰の固着により閉塞してしまうことがある．痰の量が少なく，粘性の強い場合に閉塞しやすい．注射器によるエアフラッシュ（5cc程度の空気を注入する）などで再開通しない場合は，カニューレの交換をせざるを得ないが，あまりに閉塞する頻度が多いと実用的ではなくなる．吸引ライン内に1.5 mLの少量の水を入れて，15分程度そのままにしておくと，付着した痰が溶けて吸引が可能になることがあるので試してみる．人工鼻回路では，吸引量が3L/分など大きいと人工鼻の湿りが不十分となり，その結果吸引ラインが乾燥して閉塞しやすくなる．吸引ラインの閉塞が頻発する場合，吸引量を1L/分にすることが解決に

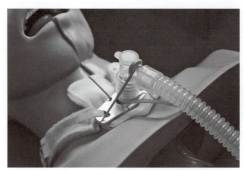

図13　平川プレート
カニューレマウント脱落防止アイテム．

つながることがある．

生体に影響はないか

気管カニューレ内側から痰を吸引するため，気管壁などへの影響はなく，非侵襲的である．また，正しく使われるかぎり，重大なインシデントの報告もない．吸引時に患者がむせることもない．たとえ吸引ラインが閉塞しても，気管粘膜を吸い込んだ可能性はなく，安全，安心に使えるデバイスといえる．ただし，それまで使っていたカニューレとは形状が若干異なるため，変更により違和感が出る患者はいる．以前のコーケンネオブレス ダブルサクションタイプでは，他のカニューレとの形状の違いが大きかったため移行できない患者もいたが，現行のコーケンダブルサクションカニューレになって，カニューレのカーブが一般的な形状となっているので移行はしやすくなった．

無人化装置ではない

痰を自動で吸引できるのであるから，患者を一人にしてもよいということではない．在宅人工呼吸の患者にはさまざまなリスクがあり，たとえば気管カニューレと呼吸管のはずれなどは命にかかわるリスクである．自動吸引は，あくまで痰の用手吸引回数を減らすことと，吸引での不快を避けるという目的のみ使われるべきである．

なお，この呼吸管のはずれ事故は今でも後をたたない．呼吸器のはずれ事故が起こると，患者が死亡したり，植物状態に陥ることも多い．モニター類を使えない在宅の現場では，平川プレート（図13）[13]などのはずれ防止器具を用いることが望ましい．

導入の手順

まず，コーケンダブルサクションカニューレが使用できるかどうかを試してみる．主治医に依頼し，現在使っているカニューレから，上記カニューレに変更してもらい，違和感やエアリークなどが生じないか確認する．次に痰が上がってきた時に，コーケンダブルサクションカニューレの内方吸引ラインに注射器をつないで吸引してほしい．これがうまくいく場合は，概ね自動吸引が成功する可能性が高い．徳器技研工業株式会社に連絡をとり，

アモレSU-1のデモ器を借りて，2〜4週間程度実際に運用してみる．有効であれば，購入して継続使用することになる．

なお，看護分野から，自動吸引を実際に導入する手引書（低定量持続吸引可能な「自動吸引システム」の看護支援の手引き）[14]が出されているので，実際の導入にあたっては，訪問看護師がこれに基づいて行うと，安全確実に導入ができる．

してはならないこと

コーケンダブルサクションカニューレの内方吸引ラインに，アモレSU-1以外の吸引器を接続してはならない．通常の吸引器の場合，吸引量が過大（10〜15 L/分であることが多い）であるため，吸引すると患者の換気不全につながる．また，接続するだけでも気道陽圧によるリークが生じることがある．また，正しく接続しても，アモレSU-1での持続吸引は，吸引量ダイアル1（1 L/分）からダイアル2（3 L/分）までを使用範囲とし，それ以上にダイアルを上げると吸引量が過大になって換気が奪われるので，吸引量が適正な状態で使わねばならない．以上，自動吸引システムの構造や動作をよく理解した上で安全に使用してほしい．

文献

1) 山本 真：ALSの呼吸管理と在宅医療3 最も危険な時期．訪問看護と介護，11(3)：304-310，2006．
2) 山本 真：在院人工呼吸から在宅人工呼吸へ，医療機関の取り組み．人工呼吸，24(2)：105-111，2007．
3) 山本 真：ALS患者の長期呼吸管理と在宅サポート―17年の経験から．日本ALS協会会報，75号．
4) 山本 真：High Volume VentilationによるALS患者の長期人工呼吸管理．日呼管誌，10(3)：417-421，2000．
5) 山本 真：長期人工呼吸管理とVILI―人工呼吸管理自体が引き起こす肺の障害について．難病と在宅ケア，14(4)：12-15，2008．
6) 山本 真：ALSの呼吸管理と在宅医療2 による長期人工呼吸管理．訪問看護と介護，11(2)：182-187，2006．
7) Dreyfuss D, Saumon G：Ventilator-induced lung injury, Lessons from experimental studies. Am J Respir Crit Care Med, 157：294-323, 1998.
8) 田中正美：筋萎縮性側索硬化症の死因 国立病院機構内での検討．神経内科，63(2)：170-174，2005．
9) 水野優季，小倉朗子：カフレーターを用いたALS患者の排痰ケア．看護技術，51(9)：791-794，2005．
10) 山本 真：HMV（在宅人工呼吸）患者のリスクマネージメント．難病と在宅ケア，9(12)：7-11，2004．
11) 山本 真・他：自動吸引装置の開発．厚生労働省科学研究費補助金難治性疾患克服研究事業，重症難病患者の地域医療体制の構築に関する研究班（主任研究者糸山康人）平成22年度総括・分担研究報告書．pp139-141．厚生労働省，2011．
12) 山本 真：【筋萎縮性側索硬化症の診断と治療】たん自動持続吸引システムの開発．脳21，15：74-78，2012．
13) 平川プレート：http://www3.coara.or.jp/~makoty/als/hkwplt/hyoushi.htm
14) 松田千春：平成25-27年度 文部科研基盤研究C（25463459）成果報告書，低定量持続吸引可能な「自動吸引システム」の看護支援の手引き―低定量持続吸引システムの導入から評価まで，2015．(http://nambyocare.jp/results/jidokyuinshisutemu2015.pdf)

（山本　真）

主人，篠沢秀夫とともに

篠沢 礼子

　主人は，「古代の心」で生きるというのを病気になってから特に言っております．「古代の心」というのは「自然のままに」ということでもあります．従って主人は人工呼吸器を外すなどという事は全く考えないそうです．「何でそんなことを聞くのか？」という返事でした．人工呼吸器を着けたということは「その人生を生きる覚悟」で着けたので外すなど想定外の事だそうです．私も6人の人手がいると言われていましたので，その覚悟は持っております（その後，新宿区様のお陰で，介護保険のほか，自立支援法のサービスを使わせて頂けましたので，夜勤他にもヘルパーさんが入って下さり，私が夜勤をしなくてよくなりました．妻の私は後期高齢になりますので，助かっております）．その上で人工呼吸器を着けました．

　主人も私も覚悟をもって今も暮らしております．主人は毎日病になってからも前向きに頑張って，自分の身体が動く範囲で出来る限りのことをしております．平成21年2月に5冊の本を出版し，今3冊分の原稿ができあがっておりまして，出版に向けて主人から頑張るよう言われ，妻の私はあちこちの出版社に連絡をするのですが，厳しい状況が続いております．でも主人の生き甲斐なので頑張らなければと思う日々です．

　お陰さまで主人は毎日散歩し，執筆することができております．病気になったとき親戚から「ある神経内科の先生が，悲惨な病気だと言っている」と言われ本当に絶望しました．世間と隔離して仙人のような生活を送るつもりでいました．ところがALS協会の会合に出席して患者さんが元気に活動していらっしゃるのを拝見してビックリしました．なにも悪いことをしているわけではないのだから，隠れて暮らすことはないのだ．そんなのは主人の為にちっともならないのだと思いました．その頃はお招きのお誘いを全部お断りしておりまして，主人には申し訳ないことをしたと思っております．

　ともかく主人も私もALSに負けないぞとの思いで頑張ってまいりました．そしてこれからも「ALSには負けないぞ！」との思いで頑張ってまいりたいと思います．

　呼吸器を外すなど負けを認めたみたいで考えられません．今まで何で頑張ってきたのか？意味が無くなってしまう気持ちです．

　主人は山中伸弥先生に「治療法の開発をお願いします」とのお手紙を何度も書かせて頂いております．主人は，1日も早く治療法が見つかって，この病がこの世から消えることが一番の願いとのことでございます．

　主人は「いやになった」とか「ダメだ」などと後ろ向きの言葉など一度も言ったことが無く，本当に前向きな人なので本当に有り難い事です．私は主人に「ベストセラーが出るように頑張ってね」と言いますが，可愛そうとかもうダメと思ったことは一度もありません．

Part 1 基本編

Chapter 5
コミュニケーションの方法

1 コミュニケーションの方法とテクノロジー

●QOLの軸をなすコミュニケーション

　在宅で人工呼吸器を使用する療養者へのコミュニケーション支援は，嚥下・呼吸など複数の身体的要因に配慮した，個別性の高い対応が望まれる．残存する機能により，コミュニケーション手段を評価・選択し，24時間・365日を通して具体的な日常生活動作に基づき環境・姿勢などを設定して検討することが必要である．それらの動作が過負荷にならず，繰り返し操作・発信できるように，入力に関与する動作を1カ所に限ることなく，複数箇所にして機能維持を考慮した提案をすることも重要である．

　コミュニケーション機器の選択の際には，療養者本人を機器に当てはめたり，コミュニケーションをとることを目的とせず，何かの課題をコミュニケーションを介して解決していくことが最終目標であることを忘れてはならない．

　神経難病における症状経過と療養生活支援としては，図1に示すように，医療機関と在宅生活において適切な対応が必要になる．特に発症・進行状況に多彩な個別性を含むALSでは，上肢型・下肢型・呼吸筋型・嚥下型など発症からの経過によっても必要な対応や導入順位，優先順位が異なり，コミュニケーション機器を導入する時期も人それぞれである．

　療養者本人の望まない支援は，それ以降の支援にまで悪い影響を与えかねない．そのため，当事者が困窮した時点での即時的な対応が有効である．残存する機能を使って，過負荷に陥らないよう，しかし生活に上手くコミュニケーション機器を導入しながらの活動（負荷）は，病気の進行を遅らせ，機能を維持することにもつながる．

　コミュニケーションの種類には，日常的な生理的欲求や要望（吸引・体位変換・排泄・不具合など）だけでなく，日常的な会話（関係性），他愛もない会話（「なんでやねん」，「そんなあほな…」），遠方や複数の方との会話・通信，独り言，内緒話，フィーリング・感性など多種多様な内容が含まれる．このように，自分の要求の達成だけでは成り立たないのが，「人」としてのコミュニケーションであることも忘れてはならない．

●残存する能力を引き出し，効果的に活用するには？

　ALS療養者のコミュニケーション支援は，病気の進行に伴い球麻痺や呼吸筋麻痺などで音声言語使用が困難になってからではなく，早期から支援を開始し，残存する能力や可能

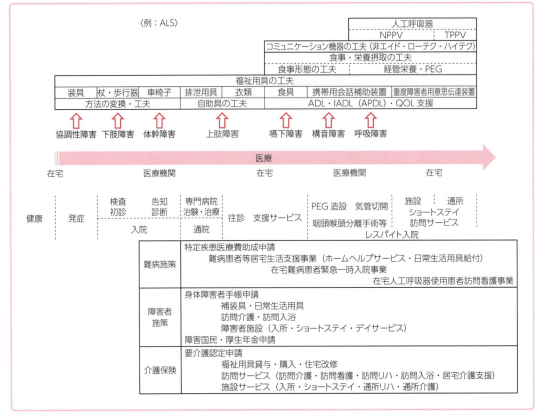

図1 神経難病における症状経過と療養生活支援（日本ALS協会ホームページを参考に作成）

性を効果的に引き出し，活用することが重要である．家電製品（赤外線リモコンなど）やパソコンやインターネット・メール・Skype環境などは，当事者自身で自律して，環境制御（コントロール）していけるようになることが大切である．

　日常生活動作（activities of daily living；ADL），手段的日常生活動作（instrumental activity of daily living；IADL）においての小さな困り事を適切なテクニカルエイドの導入で解決できると，療養者の生きる力につながる．先端技術の進歩があらゆる可能性の拡大・代替につながり，療養者のQOLの維持・向上に大きく関わってくる．

●コミュニケーション支援の実際

　運動機能や身体機能の拡大・代替方法を提案していくには，療養者に常に寄り添いながら，迅速で細やかに対応することが必要である．コミュニケーション機器の導入で全て問題が解決するのではなく，導入に至るまでの評価や適切な機器の選択，導入後のフォローアップ，緊急対応などにおいて，支援に関わるチームの連携が必須である．はじめはごく一般的な非エイドコミュニケーションの導入から検討し，拡大・代替する方法を検討する（図2）．

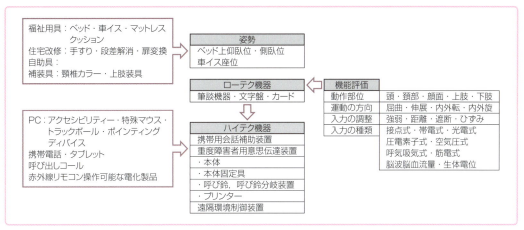

図2 コミュニケーション支援の実際

非エイドコミュニケーション

特別な機器を導入することなく，YES/NOでの質問形式で要望や内容を聞き取ったり，ジェスチャーや読唇（口文字盤・読み上げ方式など）で内容を確認したり，表情での表現や指などで文字を空書きしたりと方法は多数ある．

ローテクコミュニケーション

身近な材料で作成できる補助手段を利用し，療養者がコミュニケーションカード・コミュニケーションボードを使用して提示したり，ポインティングしたりして要望を伝える．書字が可能な場合は，紙やコミュニケーションボードに書いて伝える．文字盤・透明文字盤（あかさたな方式・眉間方式など）を活用したりする．

ハイテクコミュニケーション

ハイテク機器（主にPC）を導入したコミュニケーションである．PCのアクセシビリティ（ユーザー補助機能・パソコン操作機能など）の設定やスクリーンキーボード・マウス機能・固定キー機能などを活用して対応できる．特殊なマウス（トラックボール）・アクセサリー類・各種ソフトなどの情報も多くある．携帯用会話補助装置としてのVOCA（音声出力機能を備えた会話補助装置：ペチャラ・トーキングエイドなど），レッツチャットなど，外出時も想定したコミュニケーション機器も有効である．

重度障害者用意思伝達装置としては，PC（通信機能付き），コミュニケーションソフト，操作するための入力スイッチや支持台や固定台のほか，自分でPCを起動できる学習リモコン，プリンターが必要である．インターネットやメールなどの通信機能は，外部の人々との交流を可能にし，療養者のもつ多くの可能性や能力を引き出してくれる．

●コミュニケーション機器の先にある課題

テクノロジーの進歩に伴い，入力スイッチやセンサー類も微細な生体電位・筋電の活用，

視線入力などの研究開発や商品化が進められている．こうしたコミュニケーション機器の開発に伴う技術の伝達や法制化なども同時に検討が必要となる．

難病法の制定に伴い，重度障害者用意思伝達装置の申請は日常生活用具から補装具へと移行されたが，制度の変革に伴う対応の変化・情報などが現場まで周知徹底されていない現状がある．コミュニケーション機器や制度などの情報を含む支援者育成研修や支援者連携など，ネットワークや支援体制整備への課題は，まだまだ多い．

コミュニケーション支援者不足は，全国的な課題となっているが，緊急時の即自的な対応は，機器を導入した環境を維持するうえで重要である．たとえば，技術や情報を持った支援者は，現地に足を運べなくても，遠隔操作としてPC上でサポートを行うこともできる．また，NPO法人やボランティアなどがネットワークを作り，独自の活動を展開をしている地域もある（コラム p.58 参照）．今後は，各地域に密着した支援者の育成と充足，ネットワーク化などの検討も必要不可欠である．

（小林　貴代）

2　TLS（Totally Locked-in State）のコミュニケーション

● TLS とは

TLSとは，四肢運動系，橋・延髄（球）運動系，呼吸運動系，外眼運動系の全ての随意運動系が麻痺している状態であり，随意的意図が目で見えるコミュニケーションで表現できなくなった状態を指している．

TLSについては，林が，気管切開下人工呼吸（tracheostomy positive pressure ventilation；TPPV）を導入しているALS療養者の中で，頻度は少ないが，外眼運動系を含めて臨床的に全ての運動が麻痺してコミュニケーションがとれなくなる状態に陥る者がいることを1987年に初めて報告した[3,4]．

2006年に，川田らはTPPVを導入しているALS療養者の割合は，2004年には28.4%であり，その中の約1割がTLSの状態に陥ると報告している[5]．

現在TLSに陥った療養者の脳内の血流や脳波から療養者との意思疎通を図るためにブレイン・マシン・インターフェイス（brain-machine interface；BMI）によって意思を検出しようという試みがなされている．

● 筋肉の動きに頼らない生体信号（眼電，筋電，脳波）のスイッチ

TLSに陥った療養者の意思を読み取るために，筋肉の動きに頼らない生体信号（眼電，筋電，脳波）を利用したバイオスイッチ「マクトス」（テクノスジャパン）（図3）や，脳血流量が増えることに着目した「脳血流スイッチ」（日立製作所）によりyes/noを検出する装置がある．しかし「脳波／脳血流スイッチ」を使いこなすための訓練は難しい．難しい理由の一つとして，人が自在にβ波を出したり，本来脳血流量を増減させることは困難であることがあげられる．その訓練は一種の修行にも似ている．

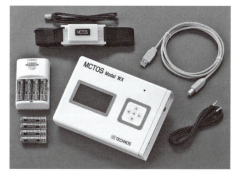
図3 マクトス（テクノスジャパン）

　もう一つの理由は，脳波あるいは脳血流によって発せられた Yes/No の電気信号と，実際の Yes/No との整合性が確認できない点である．電気信号を出す訓練は，パソコンや文字盤よるコミュニケーションが可能である時期から開始したいが，疾患が進行した状態を想定して訓練を開始するのは本人も家族も耐え難い．

　したがって日本で「脳波／脳血流スイッチ」によってコミュニケーションが取れる療養者は，日本 ALS 協会の調査でも数えるほどしかいない．小児のマクトス使用例も，母親側による意思の補い作業の割合が大きいと推測される．

MCS の時期の脳波スイッチの訓練

　眼球運動が制限された minimal communication state（MCS）の時期に，家族は血流や脳波から意思を読み取る脳波スイッチの訓練を開始するが，ある療養者は生体反応を検出するディクタを額に取り付けただけで，顔面から脂汗が出て，心拍数が増加した．それでも粘り強く訓練を重ねたが，脳波検出の感度を上げるとβ派が活動していることを示すブザーが鳴り続け，逆に少し感度を下げるとブザーは全く鳴らず，yes/no を検出できなかった．結局，生体反応による脳波スイッチは諦めている．

　他にも，「はい（yes）」のときに鳴らすよう療養者に説明をし，何かを問いかけるとブザーは鳴ったり鳴らなかったりする．そのため，逆に「はい（yes）の時は鳴らさないようにしてください」ということとしてもブザーは鳴る時もあれば，鳴らない時もある．

　しかし，ブザー音と，療養者の意思の整合性が確認できない．ブザーが鳴ったからと言って yes とは限らないという問題がある．

●療養者の意思をキャッチする方法

療養者の意思をくみ取っている介護者

　最新の技術でも未だ克服できない TLS のコミュニケーションであるが，中には療養者の意思をくみ取っているのではないかと思われる介護者らがいる．彼らは，排泄介助，睡眠導入，体位変換，人工呼吸器の管理や吸引，胃瘻からの栄養剤の注入など，日常生活の援助を療養者に話しかけながら行っている．また，介護者は，勤務の間，療養者から片時も離れることはなく，日常生活の援助をしていない時は常に療養者の全身のどこかに触れ，

マッサージをして過ごす．ヘルパーの介護は，家族だけでは24時間の介護が難しくなった時期から始まっている．介護者は，病状が進み，身体的な機能が低下することに伴って療養者が感じる焦燥，悲哀，不安に家族と共に向き合っており，療養者にとっても，療養者を支える家族にとっても，なくてはならない存在である．

介護者と療養者は，口頭によるコミュニケーションが困難になっても，文字盤によって会話を楽しむことができている．しかし，徐々に眼球運動のテンポが狂ったり，一点を凝視することができず眼球が流れていってしまうと会話が楽しめなくなってしまったことを残念に思う．療養者から話が聞きたい，何か言ってほしいと，療養者の思いや考えが聞けなくなってしまったことを悲しむ．

眼球運動が制限された minimal communication state（MCS）の時期にあっても，なんとか伝えようとする療養者に対して，ヘルパーは1文字1文字を，時間をかけて正確に読み取り，家族に伝達する役割を果たしている例もある．療養者との意思疎通の技術は，家族よりヘルパーのほうが優れていると家族は言う．

「以心伝心」を求めて意思疎通の手がかりを探す

文字盤によるコミュニケーションがとりにくくなり，一文字を拾うために時間を費やすようになると，家族や介護者は以心伝心の術，すなわち，頭の中に療養者の言っていることが伝わる術はないかを探す．テレパシーの訓練をしたり，手をかざして，手からパワーが送れるように力（気）をこめたりするなどである．

TLSに陥った後に脳波の検査を受けたことがある療養者もいる．脳波を見る限り，深い眠りの状態であるレム波が多く出ていた．この時の療養者の上眼瞼は下垂し，眼瞼を介護者が指で押し上げない限り視界は開けないが，介護者は療養者が24時間深い眠りの状態にあるとは考えていない．覚醒時と睡眠時があると考えている．

覚醒時か睡眠時かを見るために，介護者は，名前を呼びかけながら眼瞼を押し上げる．すると，眼球が上転して，瞳孔部分が眼瞼にかぶり，眼球が不動のときが睡眠時と考えている．眼球が上転の位置よりも少しでも正面に近いところに下りている時は，覚醒時と考える．その他，唾液が少し多めに口の端についている，涙のにじみ具合が多めになるなどの徴候を観察して，覚醒時と判断し，語りかけを増やし，清拭や洗髪，整容などの処置を行い，ラジオから好きな音楽が流れると音を大きくするなど，覚醒を意識してケアを行う．睡眠時にはラジオを消し，ゆっくり眠れる環境を整える．

家族だからこそ感じるコミュニケーションの苦痛

「ヘルパーより，療養者の家族の方が療養者の意思を正確に読み取れない」と川口は言う[1]．理由として，長い間ともに暮らしているがゆえに，親の言いたいこと，夫が言いたいことは，大体わかると考える．眼球の動きが不安定でうまく読み取れないとなると，文字盤を降ろし，コミュニケーションを中断したり，療養者の意思を歪曲して読み取ることもある．家族だからそれでもよし，としてしまうからであると言う．もう1つの理由として，家族は，「透明文字盤をはさみ」一番近い存在である親や配偶者の「目に映る」，悲し

み，怒り，絶望，焦燥，恐怖を強く感じ取るために，かえって療養者との接触を避けるようになる．

「し（死）にたい」は療養者がよく発する言葉である．しかも 文字盤のサ行の「し」とナ行の「に」タ行の「た」は接近して，瞳をそれほど動かさなくても示せる」(川口)[1]と述べているが，文字盤によって1文字1文字読み取るその言葉は家族にとっては重すぎる．このことは「家族もまた精神的なダメージを受け，私は母に近づくことさえ，母の寝ているこの部屋に入ることさえできなくなってしまった．」(川口)[1]と述べているように，療養者の苛立ちや，怒り，恐怖を受け止めながら，それでも意思を伝えようとする療養者に，根気良く意思疎通をはかろうとすることは家族にとって非常につらい．

● 意思疎通の手がかりとしての生理的反応

介護者は療養者との意思疎通の手がかりとして頻脈，顔面紅潮，発汗，流涙，流唾，血圧上昇，気管内分泌物の多寡などの生理的反応をコミュニケーションの手段としてとらえている．それらの反応は緊張，不安，恐怖，痛み，喜び，悲しみの徴候と判断し，過去療養者が何を嫌がり，何を強く要求したかから推察して話しかけ，確認して状態を整える．

顔面の紅潮

例えば，ある療養者は，知り合いがベッドサイドに訪れても特に変化は認められない．しかし，初めての訪問者が居室に入りベッドサイドに近づくと，顔面の紅潮が認められる．介護者は，「〇〇さんは初めての方が訪れると，驚かれるのか，怖いのか，顔かがパーッとうすピンクになります」と話す．その訪問者の説明を介護者が療養者に語りかけると，その顔面の紅潮はしだいに減退する．

他の療養者の介護者は「〇〇さんは，お腹の上に手を載せる姿勢が好き」と知っていて，ある日介護に来ると療養者の顔が真っ赤で脈が速い．見ると，手（腕）が体の脇に置かれていた．そこで手をお腹の上にのせて，掛け物を胸元におろして，体を包んでいた空気を入れ替えたらいつもの顔色に戻り，穏やかな表情になった．

同じ療養者であるが口腔ケアの時に，訪問経験の浅い看護師が，誤ってむし歯を綿棒で触れてしまった．するとたちまち真っ赤になって脈が速くなったと言う．その後もしばらく顔面紅潮と頻脈が持続しているので，痛みが続いているのかとその介護者は思ったが，家族は「まだ怒っているようだ」と言う．このような場合，肉体的な苦痛としての痛みが続いているのか，あるいは情動的な動きとしての怒りが続いているのかがわからずに対応に迷うと言う．

涙

ある訪問看護師は，「長く働いているヘルパーさんの一人が，生まれた子どもを連れてきた．その時には，療養者の目尻からずっと涙が滲んで流れていた」と話し，流涙も重要な感情を表わす指標になると言う．その時は，口腔内分泌物も増加していた．

気管内分泌物

　気管内分泌物の量は，一般に感染症や，水分量，挿管チューブの刺激，環境温などによって影響を受ける．しかし，気管内分泌物は療養者の悲哀，不安など感情の動きによっても増加する．感情の重要な指標として痰が増えると不安や悲しみを感じているのかと考えると言う．

脈拍

　脈の速度や顔色といった生体反応は，何らかの肉体的な不快さ，苦痛，痛みそして，循環器系や脳神経系の異常などのように緊急を要するものから，怒り，喜び，恐怖，切なさなどの感情や情動の表現も反映する．そこでそのような反応を示した時には，療養者の感覚になりきり，人工呼吸器のチェックや室内温度，環境音などについて1つ1つ観察し，消去法で原因を探る．

　介護者は，パルスオキシメーターの横に出る脈拍数を常に見ていて，わずか5～8程度の脈の増加にも「今，脈が○○になりました」と療養者に話し，周囲の状況から何を意味するのかを考える．例えば，療養者に聞こえたと思われる家族の大きな笑い声に関する状況説明を加えると，脈が落ち着いてくる．介護者は「もし違ったらごめんなさい」「全部わかってあげられなくて」という気持ちを持ちながら，療養者の耳になり皮膚感覚になり，介護を行っている．

眼球の動き

　介護者は，今でも眼球が前のように「するっと動くような気がして」眼瞼を押し上げて語りかける．語りかけた内容に同意を求めるときには「そう思ったら目を動かしてみて」と言ってみる．しかし，日常の問いかけには動きは認めない．ところが治療や社会的活動など，重要な意思決定に関して問いかけてみると，時間はかかるが不動の位置からわずかに動いたように見えることがある．あるいは白目の部分が狭くなった，下眼瞼がピクピク収縮して意思を示したと確信できることがある．

顔の表情

　介護者は顔の表情を失ってしまっている療養者の顔を見続け，最終的には顔の表情から状況を判断し，なんとなく安心している，笑っている，悲しんでいるなどの感じを読み取る．介護者自身はそれらの直感に確信がある．

　ある時は，眼球に力があり，強い肯定を示していると感じることもある．「ほら，今笑っている．私たちと一緒の話題で笑っている」「○○さん，よく笑っている．私たちがここ（そば）で馬鹿話をしていると，また馬鹿な話ばっかりしてと言って笑っているみたい．ここの眉間のあたりがふわっとして，うん，これは笑っている」と話す．

●療養者の存在

介護者は，療養者の存在は重要だと話す．

「○○君（療養者の子ども）は学校から帰るとすぐお母さんのベッドのそばに来て，ベッドが机みたいに本を読んだり，勉強をしたりしている．（お母さんが）いるのといないのとじゃ大違い」と話す．

ある家族は，療養者がいてくれることは家族にとってかけがえのない幸せであるが，療養者は幸せに感じる時が少しでもあるのかどうか不安で，「本当に人工呼吸器を着けてよかったのか」と罪悪感を抱くことがあると言って涙ぐむ．しかし，発症時から訪問している看護師は「絶対に幸せに思っているよ．だって，何回も危ないことがあったのに，この前だって，先生も皆，今回はもうだめだと思ったのに，またこうやってこうしているんだから．絶対生きたいと思っているから生きているんだよ」と家族の肩を支えていた．

●まとめ

人工呼吸器を装着した療養者すべてがTLSに陥るわけではないが，医療や介護技術の向上で長期間生存できることによりALSの最終臨床像が明らかになりつつある．

ALSの療養者が侵される随意神経系とは対照的に，自律神経系は不随意である．自律神経系は消化，呼吸，発汗などのような不随意な機能を制御し，一定の内部環境を維持し定常性を保とうとする機能である．しかし自律神経の機能は自身のコントロールの外にある．私たちは生活の中で，大きな不安や焦燥，悲しみ，疼痛に遭遇すると，心ならずも顔色が変わったり，動悸を感じたりする経験がある．療養者は筋肉の動きは止めていても，情動の動きは止めておらず，それを他者に伝えるために療養者の自律神経系は心臓の動きを早め，末梢の血管を拡張させる．

介護者はTLSに陥っても療養者と共に過ごした時間を手がかりに，療養者の個別性をよく熟知し，わずかな感情の変化を読み取り，療養者の心の安寧をはかっていると言える．

（小長谷　百絵）

文献

①コミュニケーションの方法とテクノロジー
1) 日本ALS協会：新ALSケアブック．川島書店，2006．
2) 中島　孝監修，月刊「難病と在宅ケア」編集部編集：ALSマニュアル決定版．日本プランニングセンター，2009．
3) マイクロソフト株式会社/NPO法人e-AT利用促進協会著：ICTアクセシビリティー．NPO法人e-AT利用促進協会，2010．
4) 宮永敬市，田中勇次郎編著：作業療法士が行うIT活用支援．医歯薬出版，2011．
5) NPO法人e-AT利用促進協会著：詳解　福祉情報技術「福祉とテクノロジーの共存を目指して」．NPO法人e-AT利用促進協会，2011．
6) 糸山泰人研究代表者：コミュニケーション支援関係者「顔の見えるネットワーク作り」をめざして．厚生労働科学研究費補助金　難治性疾患克服研究事業「重症難病患者の地域医療体制の構築に関する研究」班，2011．

7) 小林貴代：テクニカルエイド（生活の視点で役立つ選び方・使い方）（第4章）障害・疾患特性から見たテクニカルエイド　神経筋疾患—ALS を中心に．作業療法ジャーナル，l46(7)：889-896，2012．

② TLS のコミュニケーション
1) 川口有美子：逝かない身体—ALS 的日常を生きる．医学書院，2009．
2) 川口有美子：人工呼吸器の人間的な利用．現代思想，(11)：57-77，2004．
3) 林　秀明：神経内科患者の長期療養に伴う問題—ALS 患者を中心に—．日本医事新報，No.3628：43-46，1993．
4) H Hayashi, E A Oppenheimer：ALS patients on TPPV Totally locked-in state, neurologic findings and ethical implications. Neurology, 61：135, 137, 2003.
5) 川田明宏・他：Tracheostomy positive pressure ventilation（TPPV）を導入した ALS 患者の totally locked-in state（TLS）の全国実態調査．臨床神経学，48(7)：476-480，2008．

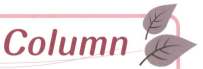

難病コミュニケーション支援講座

仁科　恵美子

　ALS 等の病気の進行によって，文字が書きづらくなる，しゃべりづらくなる等，コミュニケーションを取ることが難しくなることがあります．でも，患者さんは透明文字盤や口文字でおしゃべりし，スイッチを使って意思伝達装置を操作してメールやインターネットで社会とつながっています．

　コミュニケーションは，生きていく上でとても重要であるにも関わらず，支援の知識のある人が少なく，患者さんに必要な情報が伝わっていません．そこで私たち NPO 法人「ICT 救助隊」では，患者さんをとりまくあらゆる職種の方々を対象に，難病コミュニケーション支援講座を全国で開催しています．

　講座では，様々な機器を実際に患者さんと同じようにスイッチだけで操作してみて，その難しさと同時に，機器の持つ可能性を支援者自身が実感して，その上で患者さんに紹介できるようになってほしいと思っています．

　講師は，現場で多くの患者さんに向きあってきた経験豊富な方々にお願いしていて，講義の合間には多くの受講者が講師を取り囲んで相談しています．講座の終了後も気軽に相談できる，その名も「スイッチ救助隊」という場を SNS 上に作って交流しています．患者さんも講師としてお話や文字盤の相手をしてくださいます．患者さんと文字盤を通して会話ができた時は心から嬉しいものです．

　支援者が支援をあきらめた時，患者さんはコミュニケーションをあきらめざるを得ません．私たち支援者は仲間を増やしながら，あきらめない支援を続けていきましょう．

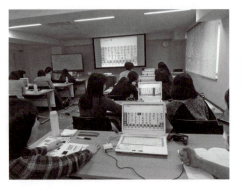

Part 1　基本編

在宅における感染防止対策

●スタンダードプリコーションと感染経路別予防策

　吸引カテーテルの取り扱いなど，人工呼吸器装着者に関係する感染防止対策は，次項に譲り，ここではスタンダードプリコーション（標準予防策）を中心に基本的な感染防止対策について述べる．

スタンダードプリコーション

　病院・施設と同様に在宅でも感染防止の基本となるのはスタンダードプリコーションである．スタンダードプリコーションとは，感染源（感染の原因になる微生物を含んでいると考えられるもの）に触ったり，吸い込んだり，あるいは感染源が飛び散ったりする可能性がある場合に，あらかじめ手袋やマスク，エプロン等で予防し，また感染源で汚染された場合には，手洗いやうがいで適切に感染源を除去して，感染源が伝播するルートを断つという基本となる感染防止対策のことである．スタンダードプリコーションで感染源として取り扱うのは，全ての人の血液，体液，汗を除く分泌物，便や尿などの排泄物，粘膜（口腔や鼻腔や腸管，気道の表面を覆う膜．粘液によって湿っており，粘液中に感染源が含まれている可能性がある），傷のある皮膚（具体的には褥瘡や気管切開部の皮膚など）である．これらのものを感染源として扱う理由は，感染症の症状が出ていなかったり，検査で菌などが検出されていない場合でも，感染症の原因となっている微生物が存在する可能性があるためである．

感染経路別対策

　実際に感染症がある場合や感染源となる微生物が検出されている場合は，その微生物がどのようにして人にうつる（伝播する）のか，すなわち微生物の感染経路に応じた対策をスタンダードプリコーションに追加する．触ることによってうつる場合は接触予防策，くしゃみや咳などのしぶき（これを飛沫という）によってうつる場合は飛沫予防策，空気中に漂っている微生物を吸い込むことによってうつる場合は空気感染予防策をそれぞれ追加する．しかし，微生物の感染経路は必ずしも一つとは限らず，たとえばインフルエンザは主に飛沫感染によってうつるが，飛沫によって汚染された物品等を介した接触感染もあるとされている．何が感染症の原因となっている微生物によって汚染されているのかを考えて感染防止対策を行うことが重要である．

在宅では療養者が感染症をもっていても，病院のように一つの施設に多くの患者が生活しているわけではないので，家族介護者がケアを行っている場合にはスタンダードプリコーションではほとんどの感染源の伝播を防ぐことができるといわれている．大切なのはまずスタンダードプリコーションを確実に行うことである．以下にそれぞれの感染経路別対策について述べる．

a) 接触予防策

接触感染により伝播する代表的な微生物としては，メチシリン耐性黄色ブドウ球菌（MRSA），クロストリディオイデス（クロストリジウム）・ディフィシル（ディフィシル菌），ノロウイルス，疥癬の原因であるヒゼンダニがある．これらの感染症以外にも，褥瘡や傷口から大量の滲出液や膿が出ていたり，下痢をしている患者と濃厚に接触する時（体位交換，創部のケア，排泄ケアなど）は接触感染対策を行う．

具体的には手袋・ガウンないしエプロンを着用する．ガウン・エプロンは防水性のあるものを使用することが望ましい．ケアの後は，汚染された手袋やガウン・エプロンを脱ぎ，手洗いを行う．脱いだ手袋・ガウン・エプロンは表を内側にしてたたむ，ビニール袋に入れるなど，周囲を汚染しないようにする．

家族介護者については，交差感染（感染源を持ち運ぶことによって別の人に感染させてしまうこと）のおそれが少ないので，スタンダードプリコーションを確実に行い，特別にガウン等を着用する必要はない．

エプロンや衣服が滲出液等で汚染した場合は，交換し，通常の洗濯を行う．療養者にMRSAがあるか不明な場合，褥瘡などの滲出液や膿の排出や下痢等がなければ，スタンダードプリコーションを行う．もし，褥瘡や排膿，下痢等，濃厚な感染源があれば，MRSAの検出の有無にかかわらず，接触予防策を行う．

疥癬が発生した場合は，まずそれが通常の疥癬なのか，角化型疥癬[*1]なのかを判断する．どちらも共通して行うことは，物品やタオル等を患者専用とすること，衣類やシーツをこまめに交換すること，患者の身の回りの清掃を行うこと，スタンダードプリコーションを確実に実施することである[1)]．

角化型疥癬では，袖のあるガウンを着用し，靴下やスリッパも履き替える．角化型疥癬患者の衣類やシーツはビニール袋に入れ，口をしっかりと締めて運び，周囲の汚染を防ぐ．洗濯は熱湯消毒あるいは50℃の湯に10分以上つけてから通常通りに行う．必要に応じて接触者に対する予防的治療を検討する．

b) 飛沫予防策

飛沫によって伝播する感染症としては，インフルエンザ，流行性耳下腺炎（おたふくかぜ），風疹があげられる．飛沫は，水分を含んでいて重く，すぐに落下するため，感染が伝播する．範囲は療養者の周囲数メートルである（図1）．訪問看護師や訪問介護職はこれらの療養者の部屋に入る場合は，マスクを着用する．介護者が咳やくしゃみをしているよう

[*1] 重症の疥癬で手や足に厚い灰色の角質がカキの殻のように付着する．寄生しているヒゼンダニの数は通常の疥癬の1,000倍で，感染力が大きい．

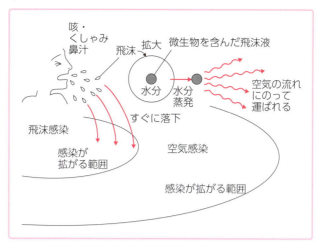

図1 飛沫感染と空気（飛沫核）感染

な時も，療養者への感染を防ぐためにマスクを着用する．インフルエンザの流行期は介護者や訪問看護師は，療養者と接触するときだけでなく外出時など（特に人ごみの中）でもマスクを着用し，感染を受けないように注意する．マスクは，鼻と口が完全に覆われるサイズのものを選び，はずす時は，表側の面に触れないよう，ひもの部分を持つ．また，飛沫だけでなく飛沫を吸ったもの（鼻をかんだ後のティッシュなど）にも感染源が含まれているので，これらに触る時はスタンダードプリコーションを行う．また，飛沫は咳やくしゃみのように目に見える場合だけでなく会話中や，吸引時などにも飛んでいると考えて飛沫感染予防策を行う．また，前述したように飛沫で汚染された物も感染源となる．

c）空気感染予防策

空気感染は飛沫核感染ともいい，飛沫から水分が蒸発して軽くなった飛沫核と呼ばれる粒子や空気中を漂う微生物を吸い込むことによって感染する．飛沫核は長く空気中を漂うことができるため，感染は広い範囲に拡がる（図1参照）．空気感染で伝播する感染症は，結核，レジオネラ，麻疹（はしか），水痘（水ぼうそう）である．

麻疹や水痘はあらかじめ予防接種を行っておくことで感染を防ぐことができる．結核菌は，通常のマスクでは通過してしまうため，療養者と接触する場合はN95微粒子用マスク[*2]という，飛沫核を通さないマスクをぴったりと隙間なく着用する．

またノロウイルスに感染した人の嘔吐物の処理を適切に行わないと，乾燥した嘔吐物中で生存していたノロウイルスを吸いこんで，感染する場合があるので，嘔吐物で汚染されたものはすぐに0.1％の次亜塩素酸ナトリウム溶液で消毒する．

●手洗い，防護用具の使用

手洗いは在宅においても感染防止の基本である．気管内吸引など清潔に行う必要のある

[*2] N95微粒子用マスクとは，直径 $0.3\mu m$（マイクロメートルは1ミリメートルの1000分の1）の非常に小さな粒子を95％以上通過させないマスクで，マスクをつけている人が，このような微粒子の吸引を防ぐことを目的としている．用意できない場合はサージカルマスクで代用する．

処置の前や，排泄ケアなど感染源と接触する可能性のあるケアの後には，必ず実施する．

手洗いの方法

　手洗いには，石鹸と流水を用いて行うものと，消毒薬を擦り込む方法があり，状況に応じて両者をうまく使い分ける．目に見える汚れがない場合には，擦り込み式の手洗いでよいが，効果を確実にするには，消毒薬の定められた使用量を定められた方法に従って使用する．血液や吸引した分泌物，排泄物など目に見える汚れが付着した場合は石鹸と流水による手洗いが必要である．嘔吐物や下痢の処理をした後も必ず石鹸と流水による手洗いを行う．嘔吐物や下痢便はノロウイルス，クロストリディオイデス（クロストリジウム）・ディフィシルのように消毒薬では除去されにくい微生物を含んでいることがあるからである．このような微生物に対しては，機械的に除く（こすっておとす）ことが有効なので，普段の手洗いよりも時間をかけてすみずみまで注意深く洗う．手を拭くタオルは使い捨てのペーパータオルが望ましいが，布製のものを使用する場合は常に清潔なものを用意し，個人持ちとする．

手洗いの注意点

　手洗いで注意したいのは，「手」洗いだからといって手だけを洗えばいいのではないということである．筆者は訪問入浴サービスに同行し，褥瘡からMRSAが検出されている利用者の入浴介助後の介助者の手を調査したことがある．褥瘡由来のMRSAを含む湯に肘まで浸かっているにもかかわらず，介助者は手首までしか洗っていなかったため，洗っていない腕の部分には多くのMRSAが残ったままであった．この結果は，入浴サービス担当者に伝え，それ以降は肘まで手洗いを行っている．微生物は目に見えないため，行った処置・ケアによってどこが汚染されるのかを意識し，手以外にも汚染された部位があれば洗わなければならない．

　石鹸と流水による手洗いでの留意点は以下のとおりである．

　①十分手を濡らしてから石鹸をつけ，よく泡立てる．手のひら，手の甲ともそれぞれ強くこすり合わせる．側面も忘れずにこする．

　②石鹸は，ポンプ式の液体石鹸が望ましいが，石鹸をつけるときに手がポンプの口に触れないよう注意する．継ぎ足しをすると，容器中で細菌が繁殖する可能性がある．常に新しいボトルのものを使用するのが理想的だが，複数の容器を準備しておいて，いつも乾燥した容器に詰め替えるような工夫もある．固形石鹸を使用する場合は，乾燥した状態を保つようにする．最近は，最初から泡の形で出てくる石鹸も市販されている．

　③洗い残しに注意する．洗い残しが多い部位の洗い方のポイントを以下に示す（図2）．

　・指先：指を立てて反対側の手のひらにこすり付けて洗う．

　・指の間：手のひらを合わせて指を交叉させて洗う，一方の手の甲にもう一方の手のひらを重ねて指を組んで洗う．親指は反対側の手でつかみ，回すようにして洗う．

　④やむを得ず流水のみで手洗いを行う場合は，十分に時間をかけ，強めに擦る．

　⑤自分で洗い方の順序を決め，いつも同じ順序で行うとより確実である．

手袋の使用

前述のようにスタンダードプリコーションでは，感染源に接触する可能性のある場合には手袋を用いる．無菌操作が必要な場合には滅菌手袋を使用すべきだが，清潔レベルで十分な処置や感染源との接触を防ぐ目的であれば，滅菌したものを用いる必要はない[2]．必ずしも医療用手袋である必要はなく，市販されているもので構わない．

訪問看護や訪問介護では，複数の家庭を訪問するため，感染源と接触する可能性がある場合は，手袋を着用して確実に交差感染（看護師やヘルパーを介して利用者から利用者へ感染が伝播してしまうこと）を防がなくてはならない．

医療用の手袋には，ラテックス製，プラスチック製，ニトリル製があり，それぞれ耐久性や装着時の操作のしやすさなどが異なるため，目的に応じて選ぶとよい．汚れた手袋で周囲に触らないよう注意し，外す時は汚れた面を内側にする．手袋をつけた場合でも，ピンホール（目に見えない小さな穴）が開いていたり，手袋を脱ぐときに汚染する可能性があるので，手袋をはずしたら忘れずに手洗いを行う．

マスク・ガウン・エプロンなどの防護用具の使用

接触により感染する微生物に感染している患者と体位交換などで密に接触する可能性がある時や，吸引，褥瘡のケアなど飛沫や滲出液が飛び散る可能性がある時はマスクや防水性のあるガウン・エプロンを着用する．これらは汚れたら新しいものと交換する．

前述のように家族介護者等で交差感染の可能性がなければ，これらの防護用具を用いなくても構わないが，汚れたら清潔なものに着替えるようにする．

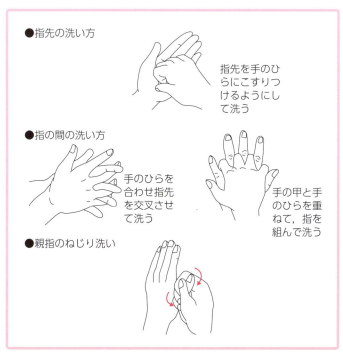

図2　洗い残しの多い部分の洗い方

●日常生活での注意，日常生活における感染対策

清潔の保持

　清潔を保つ方法は，清拭，シャワー浴，入浴などから療養者の状況にあったものを選択する．実施に際しては，清潔な物品を使用し，気管切開部が汚染されないような配慮をする．便失禁や尿失禁による汚染がある場合は，汚れを十分に取り除く．皮膚が弱くなっていることがあるので，過度の刺激を与えないよう，また刺激の少ない弱酸性の洗浄剤を使用する．

　口腔ケアにより口腔内の清潔を保つことも忘れてはならない．人工呼吸器装着者では，いつも喉頭蓋が開いた状態であり，口腔内の細菌が気道に侵入しやすく，肺炎を起こしやすい（図3）．したがって，口腔ケアによって口腔内の細菌数を減少させることが重要であり，人工呼吸器関連肺炎のガイドライン[3]における予防策の一つにあげられている．口から食べていないと口腔ケアは不要に思えるが，感染防御に重要な働きをもつ唾液の分泌が減少するので，口から食べている人よりも積極的な口腔ケアが必要になる．また，高齢者についての報告ではあるが，口から食べていない人では人工呼吸器関連肺炎の起炎菌として需要な緑膿菌が検出されることが報告されている[4]（口腔ケアについてはChapter 7を参照）．

栄養状態の維持

　栄養，特に蛋白質は，感染防御に関わる抗体や白血球の主な構成成分であり，栄養状態を良好に保つことは感染防御能を維持することにつながる．必要なエネルギー量が摂取できているか，低栄養状態になっていないか確認する．

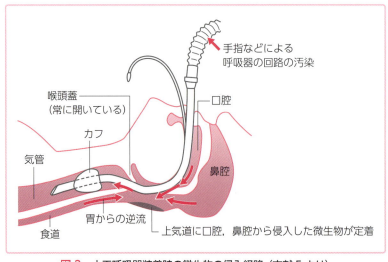

図3　人工呼吸器装着時の微生物の侵入経路（文献5より）

療養環境の整備

通常の掃除でかまわないので，療養者の居室は常に清潔を保ち，整理整頓しておく．ベッドの周囲を中心に気道分泌物，滲出液，血液などの感染源で直接，あるいは介護者の手などを介して間接的に汚染される可能性のある場所は，定期的に拭き掃除をする．目に見えなくても飛沫は予想以上に広い範囲に飛んでいたりすることがあるので，注意する．

エアコンを使用している場合，フィルターには真菌（カビ）が繁殖するので，定期的に洗浄する．冬期は室内の乾燥を防ぐために加湿器を利用する家庭も多いと思われるが，加湿器の水は微生物が繁殖しやすく，これがエアロゾル（微細な霧状の粒子）として室内にまき散らされることになる．加湿器には，水道水をそのまま使用するのではなく，一度煮沸したものを用い，貯水槽は，小まめに掃除をする．真菌に関しては，何回も繰り返して吸引することで過敏性肺臓炎というアレルギー性の肺炎を起こすことがあるので，原因のわからない発熱がみられ，抗菌薬を投与しても無効な場合は，療養環境中に真菌の発生源となるものがないか確認する．

食器や衣類・リネンの取り扱い

家族のものといっしょに通常の洗浄・洗濯を行う．気道分泌物，褥瘡からの滲出液，血液などが大量に付着した場合は，まず十分にこれらを洗い流してから洗浄・洗濯をする．

医療廃棄物の取り扱い

在宅で発生する医療廃棄物は「一般廃棄物」として市町村で処理することとされている．処理までの保管に際しては，感染源を含んだ廃棄物で周囲が汚染されないよう，厚めのビニール袋に入れるなどの配慮をする．注射針などの鋭利なものは，感染性廃棄物として訪問看護ステーションなどの医療機関を通じて廃棄する．

ペット

ペットは，療養者や介護者の心を癒したり，話し相手や生活の支えになってくれることも多く，ペットといっしょに暮らせるのは在宅ならではのよさといえるだろう．実際に呼吸器をつけて何匹もネコを飼っている方もいる．しかしその一方で，ペットとの関わりが密になることは，ペットに由来する感染症（人畜あるいは人獣共通感染症，動物由来感染症と呼ぶ）に感染したり，ペットの毛や排泄物などでアレルギーを起こしたりする可能性も増えることを意味する．

ペット由来の感染症の中には，健康な人や動物にとっては問題がなくても，抵抗力の低下した人が感染すると重症になるものもある．まれな疾患が多いことから，なかなか診断がつかないことも多い．ペットアレルギーはひどくなれば呼吸困難を呈することもある．

ペットを飼う場合は，ペットの排泄物や毛などで環境を汚染したり，ペットが気管切開部に触ったりしないよう注意する．空気清浄機や粘着テープの利用も効果的である．口移しで食べ物をあげるといった濃厚な接触は避け，ペットに触ったら手を洗うようにする．

ペットに対しては，外から屋内に入るときは足を拭く，定期的にシャンプーをするなど

して清潔を保ち，具合が悪いときは獣医に診せる，予防接種を受けるようにして健康管理に配慮する．訪問看護師のケア中はペットを部屋の外に出しておくなど節度をもった飼い方を心がけたい．

処置・ケアの順序

処置やケアを行うときは，清潔な操作から行う．たとえば，吸引と排泄ケアでは，吸引を先にする．訪問看護師で複数の家庭を訪問している時は，できるだけ医療依存度の高い人から先に訪問し，感染症のある人は最後にするなど訪問の順序にも配慮する．

介護者の健康管理

療養者だけでなく介護者も感染症に罹患しないように注意する．十分な栄養と睡眠をとって抵抗力を保つ，人ごみに出かけるときはマスクをつける，外出先から帰った後は手洗い・うがいをする，冬にはインフルエンザワクチンを接種するなど普段の生活の中で健康管理を心がける．

尿路感染症の予防

尿路感染を防ぐために，入浴やシャワー浴ができない場合はできれば1日1回は陰部洗浄を行う．間欠導尿を行っているときには，無菌操作で実施する．

感染症の早期発見

気道に炎症が起こると，分泌物の量が増えたり，性状が変わったりする（膿のような色になったり，粘稠になるなど）ので，吸引を行っている介護者は，いち早く肺炎の徴候を察知できる．消化管の感染症では便の性状，尿路感染症では尿の混濁などが目安となる．清拭や入浴時は皮膚に異常がないか観察する．

● 病院と在宅の違い

感染防止対策の多くは，主に急性期の患者でのエビデンスに基づいたものである．療養者の全身状態が良好で，主なケア提供者が療養者自身の家族に限定され，器具や物品を療養者専用に使用できる在宅で，同じような対策を行う必要があるのかについては，今後データを蓄積し，検証していくことが必要である．病院・施設では，人が異なっても同じケアが提供されることを保証するために，定められた手順に忠実であることを要求されるが，在宅では療養者一人ひとりが違った状況を抱えており，資源も限られている．感染防止の基本を押さえた上で療養者とその家庭の実情にあった最善の方法を選択すればよいのではないだろうか．

また，家族介護者による丁寧なケアは微生物の侵入部位となる傷をつくらないなど，在宅のほうが優れている場合があるかもしれない．例えば，家族が痛みを与えないよう丁寧に気管内吸引を行うことによって在宅に帰った療養者の気管内吸引の分泌物が，病院にいた時よりも減少したというエピソードを耳にしたことがある．

文 献

1) 東京都多摩立川保健所編集：地域ケアにおける疥癬対応マニュアル．東京都生活文化局，2001．
2) NPO法人HAICS研究会PICSプロジェクト：訪問看護師のための在宅感染予防テキスト―現場で役立つケア実践ナビ．メディカ出版，2008．
3) Gallagher, JA.：Implementation of Ventilator-Associated Pneumonia Clinical Guideline（Bundle）．J Nurse Pract, 8：377-382, 2012.
4) 前田 惠・他：高齢在宅療養者の口腔内微生物 経口摂取群と非経口摂取群における検討．日本看護科学会誌，31：34-41，2013．
5) 岡田 忍・他：微生物学・感染看護学―微生物から感染防止を考える．p.187，医歯薬出版，2013．
6) 小長谷百絵，岡田 忍，西尾淳子：在宅人工呼吸器使用中の療養者の気管内吸引カテーテルの管理方法について―細菌学的なデータにもとづく検討―．日本難病看護学会誌，13(3)：219-229，2009．

（岡田　忍）

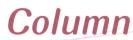

Column

ヘルパーのつぶやき

塩田　祥子

　ALSをはじめ重度障害，医療的ケア（吸引，経管栄養）があり，コミュニケーションが難しい方への介護にヘルパーを派遣している事業所の所長である私が毎日思うことは，「平和な1日でありますように」ということです．どこかで何かしら事件が起きるからです．

　介護の現場は，人と人が大いに接する感情労働であり，長時間滞在がゆえに介護される側，介護する側がお互いの心の機微をわかりあうことが大切なことと感じています．

　悩みやストレスの無い，体調がいつも万全な人なんていないと思うけれど，人の気持ちは複雑で誰もがすぐに気持ちを切り替えられるわけではないし，どうしても引きずってしまうこともあります．1日に1件の訪問とも限らないので，前の仕事での疲労や達成感の無さなどを引きずって，次の訪問でその身体の疲れや心の荒れが，ケアの仕方や言動にでることも時にはあります．それは隠しようも無く相手に伝わり，心配へとつながっていきます．このような場合，技術面や接遇力の優れているヘルパーが，成長過程のヘルパーをフォローしていくことで介護の現場がまとまっていきます

　わたしたちヘルパーは相手の身体と心の痛みに寄り添うことが何より介護の原点であり，冷静さを心がけ，温かい笑顔を忘れずにいることが大事です．そして，心と頭をフル回転させて微妙なことまでも感じ取るセンスを磨きましょう．センスがある人は，自分の気持ちより目の前にいる相手の気持ちを考え，優先する気配り，目配りを怠っていません．ヘルパーはくすまないセンスをもつように努力しましょう．

　わたしたちは，介護を受ける側の目線を忘れずに見つめ，耳を傾けながら試練をバネに毎日が勉強です．一生懸命にやり過ぎ，時には怖いヘルパーさんに変身することもあります．強い自分を感じたら元の姿にもどることを忘れなければ大丈夫です．介護される方には，ヘルパーの目を輝かせる存在であって欲しいと思っています．

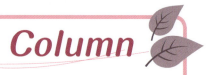

母の寝顔

千葉　芙美

　高校生の時，使い捨てカメラをいつも持っていた．今のように携帯にカメラが付いていなかった頃の話だ．フィルムが残りわずかになると，適当にシャッターを押して現像に出しにゆく．余ったフィルムに，たまたま母が眼鏡も外さないで間抜けに口を開けて寝ている姿をパチリ．写真が出来上がると普段はなんでも笑い飛ばす母が，怒って鏡台の引き出しに封印した．

　それから10年近くたって母はALSになった．人工呼吸器をつけ，独居介護生活を始めた．私は少し離れたアパートから母の生活を支えることになった．

　24時間ヘルパーが入るまでは仕事をしながらの介護は大変だったが，独居してからは急に呼ばれるようなことはほとんどなかった．だが一度だけ，母が白目をむいていて揺すっても起きないので呼ばれたことがある．

　ヘルパーさんは泣いて「娘さんが間に合わなかったらどうしよう」と心配して電話してくれたが駆けつけてみたら，母はよく寝てすっきりとした顔で「あら，お帰り」とパソコンに入力した．

　「心配して損した！白目剥いて寝ないでよ！」と怒ると，母は「そんなの私のせいじゃない」と笑った．

　「昔からお母さんはすごい顔して寝てたよね！」と，鏡台を漁ると，保険などの大事な書類の控えの下からあのすごい顔して寝ていた母の写真が出てきた．母はしまったとばかりに「その写真捨てなさい！」とスイッチで入力した．声が聞こえてきそうだった．

　それから私は母が昔から白目で寝ていたことを新しくヘルパーが入るたびに説明し，母は病気になったばかりの患者さんが家に来ると，家族に見られたくないものは早めに処分するようにアドバイスするようになった．「体が動くうちよ！」と．

　母が亡くなって鏡台が私のものとなっても2番目の引き出しには母の写真が入っている．何かを探す度，それを見つけると思わずぷぷっと笑ってしまう．ALSの闘病生活は大変だったけれど，こんな風にぷぷっと笑ってしまうようなこともたくさんあったことを写真を見るたび思い出しては，私を笑顔にしてくれる．

Part 1 基本編

Chapter 7

人工呼吸器装着者の吸引，栄養・口腔ケア

この章では，人工呼吸器を着けた在宅療養者への吸引と，経管栄養の技術について解説する．

● 喀痰吸引

吸引に関する知識

a）吸引とは

一般的に吸引とは管腔臓器内や体腔内に，病的に貯留した分泌物や血液，浸出液，空気などを圧力差や重力を用いて人為的に体外に排出させる方法をいう．

b）人工呼吸器装着者が吸引を必要とする理由

私たちは唾液を自然に飲み込んでいる．もし咽頭炎や気管支炎で痰が病的に産生された場合は，身体を動かしたり，咳をしたりして，自然に咽頭まで痰を移動させて自己喀出をしている．ところが人工呼吸器を着けた療養者では，気管支まで痰が集まってきても，自己喀出ができないことが多く，そのために口腔，鼻腔，気道に唾液や痰が貯留してしまう．そこで，器械によって陰圧をかけながら吸引カテーテルで体外に排出する必要がある．

c）吸引を必要とする症状および疾患

①脳血管障害などによる仮性球麻痺，あるいは球麻痺で嚥下機能不全があり，唾液や鼻汁が自然に食道に流入せず咽頭に分泌物を貯留しやすい場合
②気管切開をしている療養者
③咽頭炎，気管支炎，肺炎など炎症があり，分泌物産生が亢進する場合
④感情の変化，食事，飲水などにより分泌物が増加する場合
⑤その他

d）吸引の種類

口腔内の吸引	主に唾液を吸引する	無菌操作を必要とせず清潔な器具や手指によって行う
咽頭の吸引	唾液が嚥下できず咽頭に貯留したものや，気管支や肺で生成された痰が咽頭にまで上がってきて絡んだものを吸引する	体位ドレナージや，ハッフィングなど，咳嗽を促しながら口腔内まで移動できないものを陰圧をかけて吸引する
気管内吸引	主に痰を吸引する	肺や気管支に生理的あるいは病的に生成された分泌物（痰）を，無菌操作によってカテーテルを気管に挿入して吸引する

吸引の技術

喀痰吸引は現在医療行為の1つとされ，在宅において医師や看護師以外が吸引を行う場

合には医師や看護師による教育が必要である．喀痰吸引の技術習得までに，上顎〜肺（鼻腔，口腔，咽頭，喉頭，食道，気道，気管支，肺）に至るまでの解剖と肺の生理，痰の生成の機序，無菌操作を基本とするためにガウンテクニック，滅菌手袋の装着，鑷子の使い方，さらに消毒薬の種類などの学習が必要である．また，人工呼吸器の原理などの学習も必要になる．このようにさまざまな技術が統合して安全で安楽な吸引の技術が提供できる（図1）．

その他に喀痰促進のための援助として，「気管内加湿法（ネブライザー）」「体位ドレナージ」「スクイージング」「ハッフィング」などの援助方法も知っていることが望ましい．

a）口腔咽頭内吸引

《適応》口腔咽頭内吸引は気管孔を持たない療養者が咽頭付近に唾液や食物残渣，痰が絡み，自力喀出で苦しむような場合に行う．口腔内に唾液や食物残渣がある場合は主に口腔ケアのようにティッシュやスポンジブラシなどでかき出す方法が適切である．

《手順》表1（p.71）参照，図2, 3.

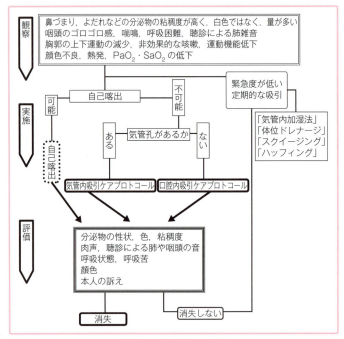

図1 吸引実施の手順

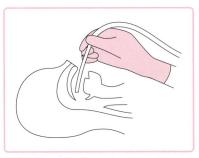

図2 カテーテルを口腔内に静かに挿入する

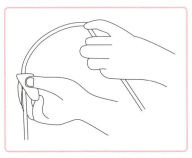

図3 アルコール綿で外筒を拭き取る

表1 口腔内吸引のケアプロトコール

手順	実施	観察	根拠	備考 トラブル，アクシデント
観察	吸引の必要性をアセスメントするために療養者の様子を観察する	呼吸苦はないか	痰や唾液による気道閉塞による低酸素状態に陥っていないか，その緊急性を観察するため	
		顔色の不良はないか		
		咽頭に痰が絡むような音（ゴロゴロ）が聞かれるか		
		痰が口腔内にまで十分上がってきているか	唾液や痰，食物残渣が貯留している部位から，吸引器を使用しない除去の可能性を判断するため	開口することによる食物残渣や義歯の気道内への落ち込みがあるので注意する
		口腔内の痰や唾液の場所		
		口腔内の食物残渣の有無		
		口腔粘膜の出血や損傷の有無等		
説明	吸引の部位を説明		療養者の協力を得る	
接続の準備	消毒薬入り保存容器（＊注1）に入れてある吸引カテーテルを取り出し，吸引器と連結管で連結	カテーテルや連結管の破損はないか		
	吸引器のスイッチを入れカテーテルで吸引できるようにして，水の入った容器へカテーテルを入れる	水が吸引されているか	カテーテルの外筒と内筒に付着している毒性のある消毒薬を洗い流す	吸引器の故障
	吸引圧を調整する（通常150〜200 mmHg）	高圧や低圧ではないか	高圧であると口腔粘膜の損傷や出血につながる	
			低圧であると粘稠度唾液や痰を十分吸引できず吸引時間が延長する	
吸引の実施	カテーテルの先端の水をよく切る		水がベッドや頭部，胸部にたれることによる不快感がある	
	カテーテルを静かに分泌物や食物残渣がある部位まで挿入する（図2）	苦痛様顔貌はないか	カテーテルの接触時間を最小限にして不快感を軽減する	カテーテルを奥に入れすぎると胃液や食物を吸引する可能性もある
	一回の吸引は15秒程度 図2参照	顔色の変化はないか	吸引時間が長くなることによる低酸素血症	
		嘔気，嘔吐の誘発はないか	迷走神経反射の出現	嘔吐をすると吐瀉物を気管に吸い込み窒息する可能性がある
	吸引物の性状を確認する	血性ではないか	粘膜などの損傷の可能性	痰の量や性状が左記の様に変化したら，その原因を検討し食事，水分摂取量，活動などを医療チームで話し合う必要がある
		量が多く粘性が強くないか	痰の色が白色ではなく，量が多く粘性が強ければ療養計画を変更する必要性がある	
		黄色や緑色ではないか		
後片付け	カテーテルを口腔から出し陰圧がかからない状態にする			
	アルコール綿で外筒を拭き取る（図3） 図3参照	療養者が楽な呼吸をしているか確認する	内筒に付着した食物残渣や唾液，痰は粘稠度が高いため十分に洗い流す 唾液や痰は多くの細菌を含み，細菌の中には消毒液に抵抗性を示すものもあり，十分な洗浄が効果的である	
	再び吸引できるようにして，水道水を十分吸引して内筒を洗い流す		食物残渣や唾液等には多くの細菌等を含んでいるため，消毒の目的で消毒薬入り保存液を吸引する	
	消毒薬入り保存液を内筒内に吸引する			
	吸引器の圧を下げ，吸引カテーテルを連結管からはずす			
	消毒薬入り保存容器に吸引カテーテルを入れておく			
観察	療養者の吸引前の状態と吸引後の状態変化を観察，確認する	顔色はよくなったか	吸引により唾液や痰が吸引され気道が確保されたことを確認する	低酸素血症の出現 全身状態の変化
		息苦しさが軽減したか		

＊注1
口腔から咽頭にかけては定住菌が存在し，特に咽頭部にはレンサ球菌やブドウ球菌などグラム陽性球菌が一定数存在する．不潔な状態のカテーテルを使用してよいわけではないが，よく水洗いされた清潔な状態に保たれれば，消毒薬入りの水溶液に浸漬保管をしなくてもよい．

b）気管内吸引

《適応》気管内吸引は気管孔あるいは挿管チューブが気管に挿入されている場合に行うもので，分泌物が気道内に貯留しないように管理することは生命維持に欠かせない．在宅で医師や看護師以外が行う場合，吸引カテーテルの挿入部位は気管チューブ以内に留めることが原則になっている．

気管内吸引法には従来の開放式吸引法（以下開放式）と人工呼吸器を装着したまま無菌的に吸引できる閉鎖式吸引法（以下トラックケア）がある．トラックケアは開放式に比べ，①低酸素になりにくい，②感染の危険性が低い，③簡便である[2]ために，大学病院を中心として主流となってきている．

一方，在宅療養者の主な気管内吸引方法としては，従来の開放式で，気管切開部に接続していた人工呼吸器をはずして吸引を行う方法である．その手順は，表2（p.74）に示すように，カテーテルを把持し，気管孔よりカテーテルを所定の場所まで挿入する．そして陰圧（150〜200 mmHg）をかけ分泌物を吸引する（図4〜7）．

陰圧による気道粘膜の損傷を防止し，気道の周囲に付着した痰をくまなく吸引するには，滅菌手袋を装着して指でこよりを縒るようにカテーテルを回転させる方法が望ましい（図8参照）．

《手順》表2（p.74）参照

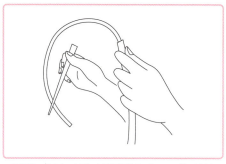

図4　カテーテルを吸引器のチューブに接続

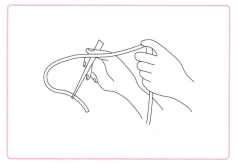

図5　吸引ポートをふさぐ

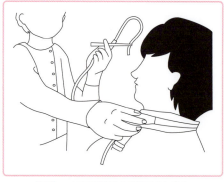

図6　人工呼吸器の接続をはずす

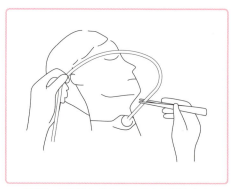

図7　気管孔からカテーテルを挿入する

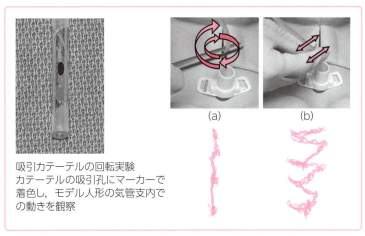

吸引カテーテルの回転実験
カテーテルの吸引孔にマーカーで着色し，モデル人形の気管支内での動きを観察

図8　吸引カテーテルを鑷子で回した場合（a）と指で回した場合（b）の違いによる吸引孔につけたマーカーの軌跡

Column

吸引でのカテーテルの回転について

小長谷　百絵

　図8は滅菌手袋を装着して指でこよりを縒るように吸引カテーテルを回転させカテーテルを引き抜いた時の軌跡である．カテーテルの先端は気管乳の中で90～180度回転し，らせん状に気管支の中で軌跡を描く．しかし，図8のように鑷子を使ってカテーテルを大きく回しても，上下移動するだけでカテーテルの先端は回転せず[1]，輪状の気管支の内腔に付着した痰をカテーテル孔が探索する望ましい動きとはいえない．また，気管支内でのカテーテルの上下運動は，療養者へ痛みや圧迫感があるといわれ，カテーテルが上下運動する際に強い吸引圧が気管支の一部にだけかかれば気管粘膜の損傷につながるおそれもある．したがって，吸引を安全に効率よく行うには滅菌手袋を装着して行う手指法が望ましいといえるが，使い捨ての手袋は個人購入には高価であることや，吸引回数が多いと多量のビニールゴミが発生することが問題となる．その点，鑷子で把持する方法は，鑷子の購入とその後の消毒経費などが安価であり，ゴミも発生しない．そこで，吸引カテーテルを挟み，指でこよりを縒るように動かすことができるステンレス製のスライド式鑷子（図9）を作成した．スライド式鑷子法や手指法では，カテーテル吸引孔が回転しながら気管支周囲を探索するように動くため，部分的に強い吸引圧がかかることがなく，付着した痰をくまなく吸引できると考える．吸引は痛みを伴うこともあり，そっと静かに吸引してほしいという声もある．気管内吸引の手技は，本人や家族の意向に合わせて，安全で安楽に行う工夫が必要である．

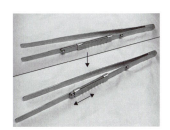 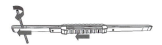

図9　スライド式鑷子

表2 気管内吸引ケアプロトコール

手順	実施	観察	根拠	備考
アセスメント	吸引の必要性をアセスメントするために療養者の様子を観察する	息苦しさの訴え	痰は気管や細気管支を閉塞させ，必要な酸素を取り入れ，二酸化炭素を吐き出すことができなくなり，体内に二酸化炭素が蓄積し，酸素が欠乏する	吸引の必要性と，分泌物の存在と部位の確認
		吸引の希望		
		血中酸素飽和濃度の低下		
		脈拍の上昇		
		PIPの上昇	痰は気流の流れを妨げるために，人工呼吸器の圧がかかっても胸が上がりにくく，陽圧が多く必要になる	
		吸気時（陽圧時）の胸郭の上昇の減少		
		陽圧時のキューキュー音など異常音		
		顔色不良		
選択	吸引の必要性を説明しながら療養者の吸引実施の意向を確認する		気管内吸引は，一時的に息を止め，循環動態を変化させる．また不快で苦しく痛いこともあり，必要性のある時だけ行う	
説明	気管内吸引による苦痛，それによる利益を説明する．説明内容や方法は療養者の吸引の行為の理解度や意識レベルに合わせる		不安を軽減し，療養者の協力を得る	
体位	ファウラー位にベッドを調節する	意識レベルの低下がないか	頭部を一気に挙上すると一時的に脳貧血などを起こす可能性がある	体位を変えることによる自律神経の失調や，痰が移動することによって気道の閉塞が起こり急速な低酸素状態に陥ることがある
		顔色が不良（蒼白）にならないか		
	安定したファウラー位に整える	ベッド挙上による足元へのずり落ちや背部の痛み，体位の不安定さがないか観察する	電動ベッドの挙上による弊害がある	
			頭部アップのポジションは胸郭を拡張する	
吸引の実施	首元や顔を向けた方からベッドにかけて，できればタオルなどを広げる		口腔内の分泌物や吸引の水などが飛び散るのを防ぐ	
	滅菌手袋を装着する（鑷子を無菌操作で利き手で把持する）		施行者への感染予防	
			手指に付着した細菌を気管内に押し込まない	
	①消毒薬に浸漬してある（＊注2）カテーテルを利き手で無菌操作（＊注3）でとる	カテーテルの先端がどこかに触れることがないか	カテーテルの先端は細菌が多い周囲の物品に触れやすい	
	②吸引器のスイッチを入れる			感染性の重篤度により無菌操作の範囲と程度を判断
	③カテーテルを吸引器のチューブに接続（図4）			
	④利き手でない方の指で吸引ポートをふさぐ（図5）	図4参照		
	⑤洗浄用の水道水で吸引カテーテルの外筒をすすぐ		消毒薬による粘膜への刺激を予防する．カテーテルのすべりをよくする	消毒薬の毒性の知識が必要である
	⑥水道水をカテーテルに吸引して内筒の消毒薬を洗い流す	図5参照		
	⑦適切な圧（150～200 mmHg前後）に設定する		圧が不十分であると粘稠痰を効果的に吸引できない	
			圧が高すぎると気道粘膜の損傷につながる	

（つづく）

表2（つづき）

手順	実施	観察	根拠	備考
吸引の実施	⑧利き手と反対側の手に（鑷子と）カテーテルを持ち，人工呼吸器の吸気を一度確認してから，利き手で人工呼吸器の接続をはずす（図6）	人工呼吸器の接続をはずす時に，気管孔を押さえすぎたり，引っ張りすぎたりしていないか　図6参照	気管カニューレを押されたり引っ張られたりすることは療養者にとって痛みにつながる 吸気の後に吸引をする方が低酸素になりにくい 陽圧時に接続をはずすと空気とともに水分も頸部から顔面に飛び散り不快である	
	⑨利き手で吸引カテーテルを圧をかけないように気管孔から所定の位置まで（成人は16 cm程度）静かに挿入する（図7）	図7参照	無造作にカテーテルを入れると，療養者は咽頭の圧迫感や痛みを感じ，乱暴に扱われている気持ちになる	
	⑩利き手でない方の指で吸引ポートをふさぎ，150〜200 mmHg前後の圧をかけながら痰をくまなく吸引するようカテーテルを回転させながら抜く	粘稠度は吸引カテーテル内を通過する速度などから判断する	痰の色や粘稠度により全身状態をアセスメントでき，感染の早期発見につながる	痰の性状により吸引圧を判断する 痰は粘稠度が高くなったら看護師または医師に相談する
観察	＊挿入から引き抜くまで15秒以内で終了する	苦痛様顔貌ではないか　顔色不良ではないか	患者の吸気を必要以上に吸引することにより低酸素血症が起こる可能性がある	患者の血中酸素飽和濃度や呼吸苦の状態により吸引時間を調節する
		口唇や爪床のチアノーゼが出現していないか　意識の消失はないか		低酸素による呼吸停止の可能性がある
		吸引された分泌物の色や粘稠度を観察する．色は透明から白色で通常さらさらしている	カテーテルを回転させるのは，局所に圧がかかり粘膜を損傷する恐れを軽減するためと，周囲から効果的に分泌物を吸引するためである	痰が濃い黄色や緑色，または血液が混入，粘稠度が高い場合は，熱や活気など全身状態を確認して看護師または医師に相談する
呼吸器の接続	人工呼吸器のチューブを気管孔に接続する		気管孔との接続が不十分な場合，陽圧が十分かからないことがある	呼吸器のリークを知らせるアラームがオフになっていると，呼吸器のはずれに気がつかず，療養者が死亡する危険性がある
	人工呼吸器のアラームをオフにしていたら，アラームをオンにする	陽圧時に療養者の胸が上がり，人工呼吸器のPIPが設定まで上昇することを観察する		
	療養者に再吸引の必要性を確認する			
終了	挿入したカテーテルの周囲に付着した分泌物をアルコール綿で拭き取る		カテーテルに分泌物が残存すると細菌の温床となるため	
	水道水を十分吸引して内腔を清潔にする			
	カテーテルを所定の場所に戻し，水や足りない物品があれば整える			
	療養者を希望のポジションに整える			

＊注2
　気管内吸引カテーテルの管理方法を大きく分けると，カテーテルは1日1本，消毒薬に浸漬して保管する①浸漬法と，洗浄後乾燥させて保管する②乾燥法がある．浸漬法は病院でも在宅でも一般に行われているが，消毒薬のコストがかかり，消毒薬の調整や物品の煮沸消毒など介護者によっては負担になることもある．また日和見感染症の原因菌として重要なグラム陰性桿菌は実用濃度の消毒薬に対して抵抗性を示すものが存在する[3]という問題もある．一方，乾燥法は，細菌の生存に必要な水分や喀痰などが存在しなければ，細菌は発育しにくいという細菌の性質に基づいた方法で，簡便である．さらに消毒薬，煮沸の燃料費などが不要のために，低コストに抑えられるというメリットもある．しかし吸引後の吸引カテーテルを完全に乾燥させるまでにかなりの時間がかかり，無菌状態にすることはできない．
　どちらもメリット，デメリットがあり吸引カテーテルを滅菌状態に保管することは困難といえるが，できるだけ吸引カテーテルを清潔に保つためには，吸引後水道水で吸引圧をかけながら吸引した分泌物を十分洗い流すことが肝要といえる．

＊注3
　無菌操作とは，滅菌された器材を用いて，感染源と疑われる微生物が存在する場所や区域との交通を遮断して細菌の伝播を防ぐ操作である．細菌の伝播には①接触感染，②飛沫感染，③空気感染の3つの経路があり，この場合は接触感染に注意する．

●経管栄養(胃瘻からの注入)

　胃瘻注入は,嚥下障害などで口腔から食事が摂取できない療養者に対し,造設された胃瘻に注入用のチューブを接続して栄養剤などを注入する方法である(図10,11).主な目的は栄養状態の維持,改善である.

《手順》表3(p.78)参照

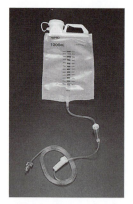

図10　注入用バッグ

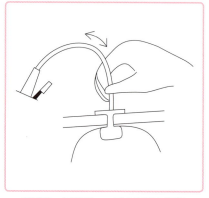

図11　胃瘻チューブの固定を確認

●口腔ケア

　ここでは吸引,栄養ケアと合わせて行う口腔ケアの重要性について述べる.

　口腔内にはさまざまな常在菌が各部位に存在している.その多くはグラム陽性球菌であり,頬粘膜,舌苔,咽頭にはブドウ球菌や,肺炎球菌が常在菌として検出され,これらの菌は唾液中細菌叢を構成している[2].このような口腔微生物は,口腔内にいる時は感染症の原因とはならないが,口腔内清掃が不十分であると,歯面および口腔内表面に付着し,表面をフィルム上に被覆して強固な薬剤抵抗性,感染性を有して蓄積されてゆく.これらが誤って肺へ侵入すると,病原性を発揮し炎症性の疾患が起こる[3].健常人では唾液の自浄作用や衛生習慣などによりその菌数は一定以上に増えないように保たれているが,経口による食物摂取が少なく,言葉によるコミュニケーションの機会が少ない人工呼吸器装着中の在宅療養者の多くは,口腔粘膜上皮の新陳代謝が低下し,唾液の分泌機能も低下しているため細菌が停滞しやすい環境を形成している.

　筆者らの調査によると,人工呼吸器を装着して生活している療養者の唾液中からは,緑膿菌をはじめとするグラム陰性桿菌,真菌が検出されており,健常人とは異なる細菌叢を形成していると考えられる.したがって,以下の目的のために口腔内のケアを十分行う必要がある.

①口腔内の細菌を減少させ肺炎などを予防する.
②口臭を除去し気分をすっきりさせる.
③歯肉をブラッシングすることにより血液の循環をよくする.
④齲歯や歯周病を予防する.

《**手順**》以下の口腔内清掃用具を用いて清掃する.

①**歯面，歯肉の清掃**
- 歯ブラシ：ヘッドが小さく奥歯まで細かくブラッシングができるものがよい．電動歯ブラシを使用してもよい．
- 歯間ブラシ：歯と歯の間（歯間鼓形空隙）にある歯間乳頭部という部分を清掃する．
- フロス（糸ようじ）：歯と歯が接する部分（歯間隣接面）を清掃する．
- 吸引機能付き歯ブラシ（図12）：ベッドから移動できない場合には，口腔内に水を少しずつ注入しながら，普通の歯ブラシの毛先の部分に吸引チューブを付け，吸引しながら清掃する方法もある．

②**粘膜（舌・口蓋・頬など）の清掃**
- スポンジブラシ（図13）：口腔粘膜を清掃する．少し湿潤させ，回転させながら汚れをぬぐう．
- 舌ブラシ（図14）：舌の表面（舌背面）に付着した，舌苔を清掃する．力を入れすぎないように，舌の奥から手前に向かってそっと掻き出すように使用する．
- 口腔内清拭ガーゼ：その他に，ガーゼを指に巻きつけて拭くように清掃する方法もある．

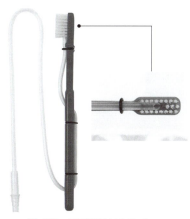

図12 吸引機能付き歯ブラシ（オーラルケア）

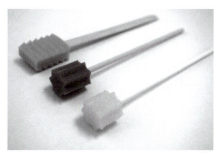

図13 口腔内清掃用スポンジブラシ(モルテン)

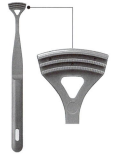

図14 舌ブラシ（オーラルケア）

表3 経管栄養（胃瘻）の手順

	手順の細目	観察事項	注意事項	理由・根拠
チャートチェック	身体状況をチェック	体温，血圧に変動がないか	前日より確認	感染症やその他注入中止の判断の根拠となる
感染予防	手洗い			病原体の移動を減らす
インフォームドコンセント	療養者に説明する			療養者の不安を軽減し，協力を得る
腹部の観察	腹部の触診	痛みはないか	ゆっくり適度な強さで圧を加える	腸の蠕動運動の低下，イレウスの可能性，下痢の可能性を確認 消化管感染の可能性
		腹部緊満感がないか		
	腸音を聴診する	グル音が腹部の上下左右4カ所で聞かれるか	聴診器の膜型を手で暖めてからあてる	
		腸音が亢進していないか		
	腹部の視診	腹部の皮膚色が黒ずんでいないか	冷感を与えないようにする	
	療養者に腹部の状態を聞く	腹痛の有無	難聴に対応するように聞く	
		悪心，嘔気の有無		
瘻孔の確認	衣服を開き，胃瘻孔周辺の皮膚の異常がないか確認する	瘻孔周囲のただれ，かぶれ，腫脹，発赤，痛みがないか	周囲の健康な皮膚との比較をする	瘻孔周囲のスキントラブルの早期発見と早期対処のため
				炎症は痛みを引き起こす
				ただれやかぶれは細菌やウイルス感染の可能性がある
		バンパーが過度に胃瘻周囲の腹部を圧迫していないか		バンパーの圧迫により潰瘍を生じる
物品をそろえる	注入用バッグ（図10）			
	栄養剤		常温のまま使用	冷たい栄養剤の刺激により急激な蠕動運動が誘発され下痢を引き起こす
	聴診器　　図10参照			腸蠕動音の確認のため
	微温湯			
注入のセット	クレンメを閉める			クレンメを閉めないと流れてしまう
	指示量を確認し栄養剤をバッグに入れる	浮遊物はないか，粉末が溶解されているか	不潔にならないようにする	
	ドリップチャンバーを指でゆっくり押しつぶして，1/3～1/2程度栄養剤を充填する			
	フィーディングチューブ内に栄養剤を満たす			空気が胃袋に入らないようにするため
説明	療養者に開始を説明する			療養者の不安を軽減し，協力を得る
体位を整える	ベッドの頭側を上げ，ファウラー位をとるのを助ける	顔色は蒼白になっていないか	ゆっくり頭を上げる	急激な頭部の挙上は眩暈や血圧の低下を引き起こす
		意識はあるか	60°以上のファウラー位	重力により栄養剤の逆流防止，十二指腸への流出をスムーズにさせる

（つづく）

表3（つづき）

	手順の細目	観察事項	注意事項	理由・根拠
体位を整える				仰臥位にすると栄養剤が逆流して気管に入り誤嚥を起こす可能性がある
				胃の中に入っても胃の蠕動運動が行われなかったり，幽門の狭窄があると栄養剤が長時間停滞することで，胃部膨満感や嘔吐などが起こる可能性がある
	体位の安楽をはかる	臀部などに高い圧がかかっていないか	無理な体位に補正しない	1〜2時間ファウラー位で過ごすため安楽が保てない 褥瘡の可能性がある
胃瘻チューブの確認	胃瘻チューブがバンパーやバルーンで止まっているか，チューブを軽く上下に引き，確認する（図11） 図11参照	チューブが抜けてこないか	誤注入を避けるため，胃瘻チューブであることを確認する 痛みがない程度に引く 2 mm程度の遊びがある位置 長さの変化があるか	バンパーの破損，バルーンの空気の抜けなどの早期発見 チューブが抜けると胃瘻が狭窄し再挿入が容易にできない
		チューブに破損がないか		破損により腹部へ栄養剤が漏れる恐れがある
		バンパーが過度に胃瘻周囲の腹部を圧迫していないか		
	胃瘻チューブを一回転させ向きを変える	胃瘻周囲の観察	ボタン型など1カ所への圧迫がないか	常に圧迫している場所を変える
チューブの接続	栄養剤を所定の位置につるす			
	クレンメを閉じたまま，経管栄養のチューブを接続する			クレンメを開けると栄養剤が漏れる
	クレンメをゆっくり緩める	チェンバー内で滴下を確認する		
			胃瘻から栄養剤の漏れがないか	栄養剤が急激に多量に胃内に流入すると胃部膨満感，悪心，嘔吐を誘発する．栄養剤の大量摂取による機械的刺激により，腸の蠕動運動が亢進して下痢を起こす可能性がある．胃瘻周囲からの漏れがある場合は瘻孔が広すぎる可能性がある
	重力で約100〜200 mL/時間注入する		滴下速度が適切か	
注入中の観察	異常の早期発見	息切れをしていないか（呼吸速迫がないか）		胃内に栄養剤が入ることによって，胃袋が拡張し，横隔膜が挙上して肺を押し上げる．
		冷や汗や，脂汗が出ていないか		栄養剤が注入されることにより，消化管が刺激され悪心，嘔吐が起こる可能性がある
		苦痛の訴えや，苦痛様顔貌はないか		栄養剤が吸収されて，高血糖が起こる可能性がある
		意識の変化はないか（呼びかけに応じるか）		循環動態の変化による脳虚血などが考えられる
		顔色の異常はないか		

（つづく）

表3（つづき）

	手順の細目	観察事項	注意事項	理由・根拠
注入中の観察		腹部膨満感，下痢，嘔気がないか		これらの症状は栄養剤の濃度が濃いこと，注入が速いこと，量が多いことなどの可能性がある
		その他，身体の異常がないか〔腹痛（最も多い），嘔吐，頻脈，発汗，顔面紅潮，めまい〕		
		栄養剤の漏れがないか		
	注入速度の観察	滴下速度が一定であるか		
注入の終了	注入が終わったらクレンメを閉じる．その後チューブをはずして注入口から微温湯を流しチューブの中の栄養剤を洗い流す	注入が終わっても呼吸状態，意識，嘔気，嘔吐などに注意をする		栄養剤によってチューブが詰まらないようにするためチューブ内に栄養剤が残ると細菌の培地になるため
施行後体位を整える	注入終了後も30〜60分は上体挙上の位置を保つ	挙上時間が長いことによる体幹の痛みがないか 安楽な姿勢となっているか	安楽な姿勢を保つ	胃食道への逆流を防ぐため
療養者の観察	食後2〜3時間に異常がないか		脱力感，冷や汗，めまい，手指振戦，空腹感などの低血糖症状を呈する（腹部症状は伴わない）	作用機序としては，食事内容が急速に空腸に入り，短時間で吸収されるため，一過性の高血糖をきたし，これに反応してインスリンの過剰分泌が惹起される．これにより，反応性低血糖が生じ，さまざまな低血糖症状を呈する
	注意深い観察が必要		活気の低下，心電図異常，せん妄など	脱水，水中毒，電解質異常，高血糖，低血糖
物品の片付け 洗浄	速やかに片付け，洗浄をする			細菌の感染を防ぐ
記録	ケア実施について記録する		施行時刻，栄養剤の種類と量，一般状態，施行者名を記載	

〔表1〜3の参考文献〕
・藤野彰子，長谷部佳子，安達祐子：看護技術ベーシックス．第2版，医学芸術社，2007．
・竹尾惠子：看護技術プラクティス，学研，2005．
・Ruth F. Craven, Constance J. Hirnle：Fundamentals of Nursing：Human Health and Function, 5th ed, Lippincott Williams & Wilkins, 2007.
・Barbara Lauritsen Christensen, Elaine Oden Kockrow：Foundations of Nursing, 3rd ed, Mosby, 1988.
・Sue C. DeLaune, Patricia K. Ladner：Fundamentals of Nursing：Standards & Practice, Delmar Publishers.

文献

1) 大久保祐子，小長谷百絵：気管内吸引を効果的に行うための基礎的研究 カテーテル孔の可動性に関する実験的検討．日本看護研究学会雑誌，30（3）：134，2007．
2) 竹島雅子・他：焦点 気管内吸引の技術 閉鎖式気管内吸引法による吸引の実際；吸引量・効率の検討．看護技術，45（1）：33-36，1999．
3) 小長谷百絵，川口有美子，川村佐和子：人工呼吸器装着中の在宅ALS患者のケアニーズ 24時間のタイムレコードより．第26回日本看護科学学会学術集会講演集，p.297，2006．
4) 小長谷百絵，大久保祐子：気管内吸引技術の鑷子を使用する方法と指の回転による吸引効果の比較実験－改良型鑷子の開発に向けて．日本人間工学会関東支部第37回大会，p.123，2007．

（小長谷　百絵）

Column

「生活を支える看護」ボランティア経験で学んだこと　中村　記久子

　数年前のこと，東京で開催されたイベント会場に地方から参加されたKさん（ALSで人工呼吸器装着）の一行がいた．Kさんに付き添っていた介助者より「カフエアーを交換してくれる看護師さんはいませんか？」と聞かれた．私は「えっっ！？」とびっくりしつつ，Kさんの表情に緊迫感がないことを確認してから，カフエアー交換について，普段は誰がどのように担当しているのかを聞いた．Kさんが口をパクパクさせながら伝えてくれたことは，「医療行為なので介助者には教えてもらえない，訪問看護の時間に定時交換している」とのこと．その定時交換の時間になったので，会場で看護職を探していたようだ．

　自分らしく生きようとピアサポートのイベントに参加されたKさんは，当然外出の機会も多い．外出時の安全・安心を考慮し，起こりうる医療的課題を想定すれば，当然日常付き添う介助者にも習熟してもらったほうがいいと，Kさんには伝え，対処した．その後はどうされているのか？

　カフエアー交換と手動式蘇生バッグの取扱いについては，しばしば同様の現場の声を耳にする．「生活を支える看護」として，看護の役割はこれでよいのか？　身内の問題として胸が痛む．そもそも，在宅療養者の生活を支えるチームの一員として，看護の役割は何か？　看護職しかできない，またはしてはいけない業務とは何か？　ALSによる様々な障害と向き合いながら，「自分らしく生きよう」としている患者，その個々の生活・行動に寄り添って考えれば，看護の役割も個別性に合わせ柔軟性が求められるのだ．危険ではなく安心のために，現実に添ってもう一歩踏み込んだ手立てを患者と共に考える姿勢が欲しいと思った．

　訪問看護の職を辞した後，患者さんが主体となって動くピアサポート活動を後方から見守ってきた私（看護師）が学んだ看護の出番は，多様であり，必要な時に臨機応変の対応が期待される，まさに「生活行動の中の看護」と言える．

　また，療養者の自己実現のために支えている人達の苦悩も多い．看護職の役割は医療的側面のサポートに限らず，こうした家族や介助者にも一歩踏み込んで配慮できる余裕が欲しい．

　昔学んだヴァージニア・ヘンダーソン著，湯槇ます・小玉香津子訳「看護の基本となるもの」では，「看護師がいかに懸命でも，またいかに一生懸命努めようとしても，一人ひとりが求めることすべてを完全には理解できないし，その人の充足感に合致するように要求を満たすこともできない．看護師にできるのはただ，看護師自身が考えている意味ではなく，<u>看護を受けるその人にとっての意味</u>，…中略…<u>に資するようにその人が行動するのを助けることである</u>」（下線筆者）とあり，半世紀経った今もこの小冊子から学ぶことは多い．

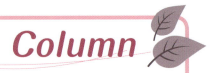

地域の支援者の連携

里中　利恵

　ALS ほど，多職種の支援を必要とする疾患は他にないのではないでしょうか．つまり，皆さんの住む地域に ALS 患者を支えるネットワークがあれば，どのような疾患でも受け入れることができるのです．病院の医師・訪問医・MSW・訪問看護師・訪問介護士・保健師・ケアマネジャー・人工呼吸器メーカー・歯科医・歯科衛生士・理学療法士・作業療法士・言語聴覚士・薬剤師・栄養士など，たくさんの人に支えられ私たちの療養生活は成り立っています．患者が病気を告知されたら，まず最初に大切なことは，病気をそして現状を理解することでしょう．患者自身が現在の病状や今後の進行を理解した上で，どのような療養生活を送っていきたいのか具体的に考え伝えないと，患者の望む生活を支援者だけで築くことは難しいでしょう．

　どんなに障害が重くても「人権」は大切にされなければなりません．しかし患者が「権利」ばかりを主張し，人として互いを尊重する気持ちがなければ，制度が整ったとしても，本人が望む生活を得ることは難しいでしょう．患者自身が「支援者に心にかけてもらえる」努力をすることが，自分の望む生活を得る鍵になるのです．

　次に大切になってくるのが，患者を中心にしたネットワークの構築です．地域でのネットワークを整える時に最も頼りになるのは「保健師」です．ALS のように呼吸・嚥下障害から進行する患者は，医師・保健師以外に関わる支援者がいない場合がありますし，保健師は唯一利害の関係してこない専門職です．患者を中心に，患者自身が自律・自立して，自らのネットワークを築くことが，患者の望む療養生活に繋がります．

　ネットワーク構築は保健師でなければできないわけではありませんが，その場合，システムとして成り立つように気をつけていただきたいと思います．一部の支援者の厚意に甘え成り立つネットワークは長続きしませんし，次の患者へ繋がりません．公的な立場ではなくても，市町村から都道府県へと幅広く療養環境を考え，患者・家族の1年後5年後の療養生活を想像することで，取り組みは変わっていくのではないでしょうか．

　……とは言え，そう簡単にネットワークができるわけではありません．当事者には「心にかけてもらえる患者・家族であること」，支援者には「愛情と甘やかしは違います」とアドバイスしたいと思います．「共依存」ではなく「共育ち」できる環境を目指し，長く続く療養・介護生活を支えるシステムは今，目の前にいる患者だけでなく，次の患者にも繋がる確かな道になります．

　住み慣れた地域で療養生活を送るためには，患者・家族も支援者も対等の立場で責任を持ち，患者1人1人に合わせたチームとして常に情報を共有できるように，努力し寄り添えたら，「病気は残念だけれど，支援者に恵まれ，この地で暮らせて幸せだ」と思えるのではないでしょうか．

Part 2 応用編

- **Chapter 8** 在宅人工呼吸器生活者の生活実態とケア
- **Chapter 9** 在宅療養の受け皿
- **Chapter 10** 当事者・介護者の思い
- **Chapter 11** 「延命治療」と「尊厳死」をめぐる問題
- **Chapter 12** ALS等の進行によって生じる倫理的課題
- **Chapter 13** 人工呼吸器の決定？

Part 2 応用編

在宅人工呼吸器生活者の生活実態とケア

　人工呼吸器を利用しながら地域や自宅で生活するために，必要不可欠なサポート（医療や介護やそれらを受けるための公的制度）がある．地域の医療専門職は，療養者家族にもわかりやすい言葉で，何度でも繰り返し説明し，同意を得てから，医療を実施するように心がけているが，療養者自身も情報を収集し，ケアや制度の基本について知っておくことで，より自分らしい療養体制を築き生活を営むことができる（表1，図1）．

● 家族をあてにしない療養体制を

　家族介護は閉鎖的になりがちで，深刻な問題があっても外からは見えにくい．そこで療養の初期からヘルパーを導入し，特に障害者施策にある長時間滞在型介護サービス，重度訪問介護の利用を促して，家族介護に風穴を開けるようにしたい．ケアプランの作成においては，公的介護サービスの窓口であるケアマネジャーが重要な役割を担っているが，重度訪問介護のケアプランの作成は，相談支援専門員[*1]に依頼できる．特に長時間介護が必要なケースでは「二人ケアマネ体制」が有効な場合がある．進行性疾患では，介護の内容も難しくなり，家族の負担も増大していく．家族や患者に我慢を強いることがないように，訪問看護と介護，障害者総合支援法の居宅・重度訪問介護を組み合わせたケアプランを立てるのがケアマネジャーや相談支援専門員の役割ではあるが，市町村と何度も繰り返し交渉をしなければならず，容易に事は運ばない．1日24時間をカバーする介護保障を受けることができれば，家族介護を前提にすることなく，在宅人工呼吸器を選択することができる．実際に，24時間単身独居（一人暮らし）の実現は，多くは療養者個人の努力の成果である．単身者の地域生活への移行・定着こそ，専門職による支援システム不在の難問であり，その手順や実施計画は病院や専門職から提示されることはない．人工呼吸療法者の自由は自分で努力しなければ得られないのである．様々な公的手続きの代行や市町村との交渉など，家族以外の親身な支援者が療養者の運命を決めることもある．

　良質な医療的ケアにおいては，個別性と安全性の両立が重要である．療養者ごとにケアの方法も内容も異なるので，実地研修においてしっかり習得する．それは療養者に依頼されるまま，何でも実施してよいということではない．医療専門職のほうが療養者よりも正しい知識を持っているとは限らないが，専門職不在では緊急時の対応ができなくなってし

[*1] 障害のある人が自立した生活を営み社会参加できるよう，障害福祉サービス等の利用計画の作成や地域生活への移行・定着に関する総合的な相談業務を執り行う．

表1　生活の中の医療

- 24時間介護が必要な人も，希望する場所で暮らせるように支援する．
- 性別，年齢，出身，経歴，能力，貧困等の理由で差別されることなく，必要な医療によって守られる．
- 患者の現在の意思が最も尊重されている．
- 家族の生活も守られる．

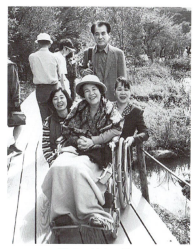

図1　外出の様子

まう．かといって専門職が療養者やヘルパーを監視するようでは，療養者の主体性を大切にしているとは言えない．

●家族が人工呼吸器の装着を左右する？

長期入院の選択肢がない場合，家族介護を前提に，人工呼吸器を開始したり，退院を許可したりすることになるが，それが家族に介護を強要してしまうことにつながる．つまり，療養者の生存は家族の決定に左右されるのである．

その一方で，長期在宅療養の条件が整わなくても，人工呼吸器装着に踏み切れば，療養環境は後から整っていくものである．重度障害を持つ人の生存を肯定する立場にあれば，既存の社会や家族の条件に合わせて，その人たちが生きているわけではないと考えるのは当然である．すべての人の生存は無条件に認められるべきであり，本人以外の者（物）の都合で，選択されたり中断されたりすべきではない．

●重要な「見守り」

「見守り」は，呼吸器を着けた人のケアの基本である．しかし，「見守り」をサービス類型として認めているのは，現在では障害者総合支援法の重度訪問介護だけである．

「見守り」では，療養者から目を離さずに待機している「待ちの介護」と，積極的に身体に働きかけて，問題を先取りして解決する「攻めの介護」を交互に行う．集中力を必要とする高度な介護技術であり，前者は，安全と安心，生活の質の向上を達成し，後者は，ニーズの発見と信頼を育む．

意思伝達が困難な療養者の主体性は，介護保険で定められた標準的なメニューでは達成できず，障害者施策にしかない「見守り」によって引き出されている．痰の排出，身体の痒みや痛み，意思表示のサイン，転倒，体調の急変など，療養者の「待てない」要求に，即座に対処できる「見守り」は，療養者の尊厳と生存を守るためにはもっとも重要な要素でもある．幅広い意味をもつ「見守り」であるが，言葉のままに解釈されてしまうと，「何

もしないで待機しているだけ」となり，制度として評価しにくい面がある．

● 基本のケアとチェックポイント

ここでは在宅人工呼吸療法の療養者の介護のポイントを掲げる．

療養環境の整備

- ・居室の整理整頓，清掃，換気
- ・室温，湿度のチェック
- ・ベッドメーキング
- ・照明，カーテンの清潔
- ・衣服や布団の清潔・整理
- ・洗濯
- ・医療機器および衛生用品の管理と点検

◎人工呼吸療法のために機能的に設えた居室（図2）

- ・ベッドの両脇と上下から介護しやすいように，ベッドを壁から離して配置する．
- ・部屋の照明は，まぶしくない程度に明るくし，ベッド頭上の蛍光灯などには薄手の大判スカーフなどで覆って光度を調整し，直接，光が療養者の眼に入らないようにする．
- ・夜間は間接照明で介護者の手元や足元を照らすようにする．
- ・多くの機械を使用するため，あらかじめアンペアブレーカーは60A（アンペア）にしておく．家族以外の介護者はブレーカーの設置場所を必ず確認し，ブレーカーが上がり暗くなってしまっても，すぐに復旧できるようにする．
- ・停電に備えて，常に外部バッテリーを呼吸器につないで充電し，ベッドサイドには懐中電灯と蘇生バッグを用意しておく．
- ・人工呼吸器の電源プラグがコンセントから外れていないか，確認する．
- ・介護者が横になれるソファーか安楽椅子を準備する．折りたたみ簡易ベッドでもよい．深夜勤務の者は横になっても「見守り」をしているのであり，熟睡してはならない．昼

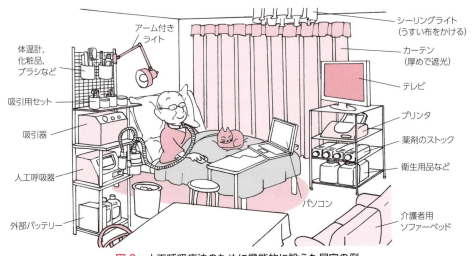

図2　人工呼吸療法のために機能的に設えた居室の例

間にできるだけまとめて睡眠をとるようにする.
- ベッドメーキングは, 入浴介助や訪問入浴時に手早く行い, シーツにはしわが寄らないようにする. マットレスの上に, 防水マットを敷いてから, その上にシーツを敷き, バスタオルを敷いてその上に横になるようにする. バスタオルはこまめに取り替える.
- 衛生材料はまとめて1カ所に収納し, 日頃から点検整理しておく. それらの管理 (数のチェック, 保管状態, 整理整頓) は, リストを作って忘らないようにし, こまめに補充する.

モーニングケア, イブニングケア

- 洗顔
- 歯みがき
- 耳そうじ
- 髭剃り
- ブラッシング, ヘアカット
- 爪切り
- お化粧, 着替え

- 朝晩は身だしなみの介助をする. 着替える時に部分的な清拭も済ませてしまう.
- 洗顔:蒸しタオルで拭く. 蒸しタオルは, 濡らしたタオルをラップやビニール袋に包んで電子レンジで1分温めると簡単に作れる (図3). 大変に熱いため, すぐに使う時は, 広げて少し冷ましてから使う. 介護者は自分の肌で温度を確認する習慣をつけ, 蒸しタオルや熱湯による火傷を避ける.
- 歯みがき:電動歯ブラシや介護用歯ブラシなどから, 用途に合ったものを選ぶ. 水歯みがきはペースト状のものより, すすぎが楽である. 歯肉や舌のマッサージをしながら行う (口腔ケアは Chapter 7 参照).
- 耳のケア:医療保険で歯科衛生士や耳鼻科医の訪問を受けることができる. 中耳炎になりやすいため, 鼻の吸引を行い耳管がつまらないように時々, 身体を45度以上起こすようにする. 耳管通気をするとしばらく聞こえがよくなることがある.
- 髭剃りや頭髪のブラッシング:随時行う. 化粧も必要に応じて行う.
- 爪切り:爪, 足の角質などの手入れも忘らないようにする. 爪は深く切りすぎると, 巻き爪になる.
- 朝晩のケアメニューは, 気分が悪い時は無理せず休んでもよい.

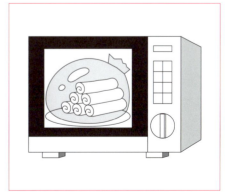

図3 蒸しタオルの作り方

バイタルサインの測定・記録

- ・体温・脈拍・血圧
- ・血中酸素飽和度（SpO$_2$）
- ・尿や便などの状態

- ・体温，脈拍，血圧：1日に何度か時間を決めて計測し記録する．医療職が訪問時に確認する．
- ・血中酸素飽和度：パルスオキシメーターで計測し記録する．呼吸の状態がチェックできる．
- ・尿や便などの状態：尿量は尿器で採った量を記録するか，オムツの場合は使用前の重さを計測しておけば使用後の重さから計測できる．

　これらのバイタルサインは療養者の健康状態を知るバロメーターであるから，療養者本人もデータを参考に，その日のスケジュールを調整するようにする．看護師は介護者の記録を読み，観察すべきポイントを付記するなどして，データを有効活用する．毎日何度かバイタルチェックし健康状態をチェックする．看護・介護評価の材料にする．

デイリーケア

- ・全身清拭，入浴
- ・吸引セットの準備，消毒
- ・着替え
- ・洗髪
- ・手浴・足浴

　全身清拭，入浴：清拭（図4）や入浴で皮膚の清潔を保つことは感染予防にも，リラックス効果にもなりうる．入浴では，お湯が冷めてきたら熱めの湯を，浴槽の隅から足して温水になじませる．気管切開部にお湯がかからないようタオルで保護する．呼吸器の回路がひっぱられないように注意する．

　着替えの時には，関節が脱臼しないように気をつける．特に肩関節が抜けやすいので腕をひっぱらないようにする．気分の悪い時は入浴や清拭は休み，汗をかいた時に着替えを

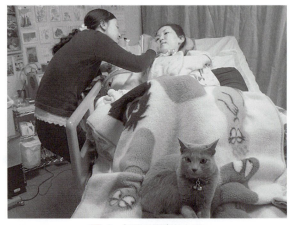

図4　毎日の丁寧なケア

すればよい．汗ばんだ部位は温タオルで拭くようにして，清潔にしておく．汗をかく人には薄手のタオルを背中に挟んでおき，何度も取り換えるようにする．

- 洗髪：バスタオルや紙おむつ，シャワーボトルを利用して行う方法もあるが，手頃な価格の洗髪器を購入してもよい（図5）．
- 手浴・足浴：1日のうち何度か石鹸を使って小さな洗面器に水を溜めて手浴する．指の間をよく洗い乾かす．清潔を保ち，湿気で水虫などの皮膚病にならないように予防する．来客者は握手を求めることがあるので，療養者の手はいつも清潔にしておくことが，尊厳を守ることにつながる．

  足浴は血行をよくして体温を上げ，代謝を高め，リラックス効果もあるため，毎晩行うとよい．洗った後は必ず水気が残らないように，タオルを取り替えてよく拭く．乾燥肌になりやすいので，よい香りがするローションなどをすりこんでおく．
- 吸引セット（図6）の消毒と準備は療養者ごとに異なるので，喀痰吸引等実地研修（第三号研修）の時に学ぶ．基本はChapter 7を参照．

排泄介助

- トイレでの介助
- ベッド上での介助
- 摘便
- 浣腸
- 陰部洗浄
- オムツ交換

全身性麻痺が進んだら，ベッド上で手早く尿器や摘便などで済ませよう．療養者の室内移動→トイレ介助（無理な姿勢で十数分間身体を背後から支えるなど）は介護者に多大な負担になってしまう．自立した療養者は排泄ケアの効率と安全，介護者の負担軽減を考えて，ベッド上で尿器や便器，オムツを上手に使っている．

陰部は石鹸とお湯で丁寧に洗う．その際，必ず使い捨て手袋を使用するようにする．陰部洗浄は，排尿や排便の後に必ず行うようにすると，尿路感染を予防できる．ベッド上での排泄介助や陰部洗浄は，周囲にカーテンや囲いをし，バスタオルなどで腰部を覆うなど

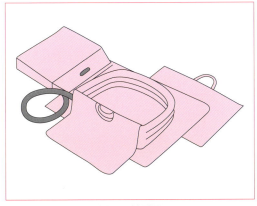

図5　洗髪器

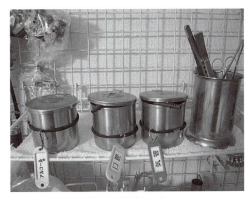

図6　吸引セット
ふたの付いている容器を使うとよい

して，周囲に配慮し手早く済ます．療養者の羞恥心を思いやり，忘れることなく，自分の身に置き換えて行う．注射用水のプラスチック容器はシャワーボトルとして再利用できる．

便秘気味なら，腹部を蒸しタオルで湿布し，下腹部に「の」の字を描くようにマッサージをする（図7）．下剤は少量から使い，分量を調整し，使いすぎないようにする．下痢が続くと脱水になり意識が遠のいたり，脈が落ちたりすることがある．

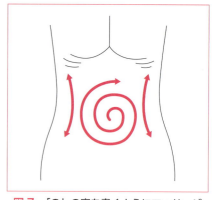

図7 「の」の字を書くようにマッサージ

ポータブルトイレで排便すると，座位を保つリハビリにもなるが，介護者の負担になるならリフトを使う．足の屈伸やベッドのギャッジアップは運動になる．

繊維の多い食品はかえって便を作ることがあるが，プルーンエキス，根（芽）昆布，納豆，柑橘類，ヨーグルト類，コーヒーなどの食品を，粉砕したり，煮出したエキスが便秘解消に効くこともある．

摘便は訪問看護との連携でヘルパーも実施している．喀痰吸引や経管栄養以外の医療的ケア（グレーゾーンのケア）は，療養者・家族の依頼を受けた場合に限り，医師の指示に基づき，訪問看護と連携して行うが，必ず実施記録をつけておく．

体位交換・拘縮予防

ベッド上では，時間を決めて定期的に体位交換をする．背中にそっと手を入れて，体幹から動かし腕を持ってひっぱらないようにする．脱臼しないよう，腕や足をねじらないように気をつける．体幹の向きを変えたら，手足首などの部位を整え直す．頭の置き方が定まらず，枕の位置が決まらなければ，素材を変えると調子がよくなることもある．水枕は熱がこもらず，わずかな力で頭を動かしやすい．手足の位置調整は，小さなクッションを複数利用して工夫する．身体の感じ方は日によっても違うので，様々な置き方を日々試すことになる．

拘縮予防には，専門職のアセスメントの後，1日のケアメニューに体操を組み込み，楽しみながら行えるようにする．手足や身体の痛みには，ストレッチやマッサージも効果的である．理学療法士の訪問時のみならず，家族やヘルパーが毎日のケアの中でそれらのメニューを行うとよいが，必ず療養者の希望を聞いて行い，無理強いしないようにする．

全身性障害者の場合，頻繁に微調整や体位交換の要求がある．それらの手順や順番は細かく決まっていて，健常の介護者には無意味に思われても，療養者にとってはすべて意味がある要求である．できる限り本人の希望に沿って行うとよいが，あまりに要求が激しく，評価も厳しいと，介護者もバーンアウトして次々に辞めてしまい，ついには在宅療養が破綻することもある．療養者も介護サービスを受ける前に，ヘルパーや看護師に指示する方法を体系的に学ぶ必要がある．

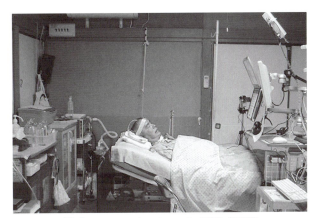

図8 コミュニケーションに必要な機器類

コミュニケーション（Chapter 5 参照）

　透明文字盤や意思伝達装置による双方向のコミュニケーションは，すべてのケアの基本となる（図8）．意思伝達の介助を通して，信頼関係が築かれていく．筋ジストロフィーや頸椎損傷者は，気管切開後も発語ができる．また少数だが，ALSでも気管切開の後に会話が続く者もいる．この場合，ナースコールと意思伝達装置が必要になるが，療養者本人にとっては，これらの導入はできるだけ後回しにしたいものである．すると，限られた人にしか意思が伝えられない時期が続き，その人が疲れてしまうと，在宅療養が困難になってしまうので，介護者全員にコミュニケーション方法をマスターしてもらうようにする．

　進行すると，ナースコールや意思伝達装置の操作が難しくなる人がいるが，常時「見守り」をしてきた介護者は，視覚，触覚，聴覚，嗅覚と第六感（インスピレーション）のすべてを使って，療養者が発する微細なサイン（意思）をキャッチしている．こうして，療養者の尊厳は常時「見守り」により守られるが，放置され孤立してしまうと失われてしまう．「尊厳」とは本人が自力で会得したり手放したりするものではなく，他者により与えられたり，はく奪されたりするものである．

　最近では，パソコン画面を見ただけで入力できる視線入力装置や，筋電，生体電位，脳波，脳血流を用いて文字入力できるスイッチやゲームが開発されつつある．

栄養摂取（Chapter 7 参照）

- 食事作り，栄養管理
- 嚥下障害のない者の食事介助／嚥下障害のある者の食事介助
- 経鼻カテーテルからの注入
- 胃瘻カテーテルからの注入
- 内服薬の注入

　ALSでは多くの場合，人工呼吸器を利用する前に嚥下障害が始まる．食事に時間がかかるようになり，食事の形状も刻み食やとろみ食にするなどの工夫がいる[*2]．嚥下障害が進

[*2] ミキサーやすり鉢で食物を粉砕し，目の細かいザルで濾した手作りの経管栄養食は，既成の経管栄養剤より微量元素も豊富で，消化がよく，胃にもたれないと評判もよいが，カテーテルがつまらないように工夫する．

むと水も飲めなくなるため，胃瘻を造設する．こうして経管栄養が始まる．
　食事の内容と排泄の記録からアセスメントし，食事内容を改善する．管理栄養士から助言をもらうようにする．
　早めに胃瘻を造設すれば，栄養や水分補給路を確保できるので，食事が難しくなっても安心である．気管切開をする時に，食道と気道を分ける手術（喉頭気管分離術）をしておくと，口から食事をすることができ，誤嚥性肺炎の心配も少なくなる．

人工呼吸療法（Chapter 2〜4 参照）

- 人工呼吸療法の見守り
- 日常的な吸引・蘇生バッグによる加圧
- 呼吸ケア（リハビリ含む）
- 吸入（ネブライザー）

　人工呼吸器のレンタルは診療所を通して行われる．呼吸器管理料は医療保険の在宅人工呼吸指導管理料に含まれ，レンタル料もそこから支払われている．
　管の接続部からの空気漏れや，管にたまった水滴，ウォータートラップの排水忘れなど，ヒヤリハットが多発するポイントを押さえる．人工呼吸器の管理は患者自身でできるが，日頃から，機械の運転音に慣れ，異常音に気がつくようにする．24時間，介護者が呼吸療法の人のそばを離れないのは，機械の異常を発見するためでもある．不調は療養者本人が真っ先に気がついていることが多い．
　酸素が不足すると唇の色が赤黒くなる．顔，唇，爪の色は常時観察するようにする．人工呼吸器の設定については，Chapter 2〜4 を参照．
　人工呼吸器が故障などで停止することもあるので，蘇生バッグは，常に手の届く見える所に置き，使い方は必ずマスターしておく．蘇生バッグによる加圧は排痰ケアにもなるが，苦手な療養者もいる．療養者の体格に合わせて空気量を調節しながら毎日のケアメニュー[*3]に入れておく．ネブライザーによる吸入は医師と相談し，1日のうち何回か行うようにする．薬液を使わず水だけでも効果がある（薬液に含まれる糖分に要注意）．
　人工呼吸器にはバッテリーが内蔵されているが，プラグがコンセントから抜けていると，バッテリー切れになり突然停止することもある．外出から戻った時など，うっかりコンセントに繋がないままにしてしまうこともあるので，人工呼吸器の電源（コンセント，外部内部バッテリーの残量）は頻繁にチェックする．
　鼻マスク（NPPV）の開始に合わせてカフマシーン，カフアシストを導入すると，肺活量を保つことができ，気道もクリアになるため，肺炎になりにくい．気管切開後もカフアシストは続けることができる．

[*3] 当面は蘇生バッグによる加圧を1日のケアメニューに入れておくとよい．ネブライザーによる吸入は医師と相談し，1日のうち時間を決めて行うようにする．

衛生材料，薬剤の管理と実際

- 気管切開部のガーゼ交換
- 胃瘻部のガーゼ交換
- 点眼，湿布，座薬の挿入

　気管切開部のガーゼは汚れたら取り替える．訪問看護師が訪問時に行うが，ヘルパーも交換できるようにしたい．ガーゼの匂いや浸出液などを観察し，異常があれば訪問看護師に伝え，保管しておいたものを提出して検査に出す．ガーゼは滅菌したものをピンセット等で扱い，他のガーゼが汚染されないようにする．

　褥瘡部分のガーゼ交換は医師の指示で行う．褥瘡部分を密封する治療法もあるので，必ず医療職の指示に従うようにする．褥瘡ができにくいと言われるALSでも褥瘡ができることがあるが，適切に処置すれば完治する．脊髄損傷者では療養期間を通して褥瘡との闘いになることもある．

　点眼や湿布，座薬なども医療職の指示に従って実施する．薬の効果については頻繁に確かめる必要があるので，記録が大変に有効であり重要である．どの薬も，手近にあるからといって家族やヘルパーが勝手に判断し投与してはならない．点眼，湿布，座薬などは療養者本人の希望により実施することもあるが，すべての薬は医師と相談のうえ，医師の指示に従って処方され投与される．

移動介助（室内外）

　人工呼吸器のフィルターを通しても，外気を吸い，外気に肌が触れることで自律神経が鍛えられる．外出頻度の多い人は抵抗力も強く，中耳炎になりにくく，身体機能も保たれているようである．

　外出は最良の緩和ケアである．人工呼吸器の扱いに慣れてきたら，車椅子に器材を積んで外に出かけたい（図9）．外出の前後に訪問看護を利用できると安心である．外出支援は重度訪問介護と地域生活支援事業（移動介護）*4でヘルパーを利用できるように，市区町村の障害福祉課に申請する．

　外出に必要な備品は常に揃えて携帯しやすいように工夫し準備しておく．人工呼吸器は外部バッテリーを使用していても，立ち寄り先でAC電源に切り替え，コンセントにつないで充電させてもらうようにする．移動中は外部バッテリーに切り替わる．

　公共交通機関を使う時は身体障害者手帳を携

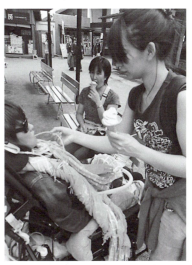

図9　安曇野のわさび田でヘルパーさんたちも休憩

---

*4　重度訪問介護のヘルパーは移動介護も行う．

帯すると本人と介護者1名が子ども料金になる．新幹線での移動には多目的のコンパートメント（個室席）や車椅子席を予約しておく．介助者と2人で1人分の料金になるので積極的に利用したい．新型車両には電源もあり，快適である．旅行は最高の気分転換になる．旅客機を利用し，国内外に飛び立つ呼吸器ユーザーも少なくない．

> **緊急時の対応**（Chapter 9 参照）
>
> ・見守り　　　　　　　　　　　　　・リスクマネジメント
> ・ケアカンファレンス（会議）　　　・レスパイト入院

　介護保険のケアマネジメントには，定期的なケアカンファレンス（会議）の開催が義務付けられているが，介護保険の利用者でなくても，ケアチームで話し合う機会として，カンファレンスを活用するようにしたい．

　ケアカンファレンスは，療養者本人を交えて行い，本人にとって不快な内容や発言にならないよう十分に気をつける．療養者を取り囲み，同意の押し付けにならないようにする．進行性疾患ではケアの内容も刻々と変わっていくので，それぞれの立場から，変更箇所や疑問点を述べて全員で確認する．療養者と家族も希望を率直に述べ，担当者に話し合ってもらうようにする．また療養者も事業者やヘルパーの要望を聞き，互いに寄り添うように努力する．市町村の保健行政担当者にも参加してもらい，介護給付が不足していれば，増やしてもらうように相談する（Chapter 9-4 参照）．

　保健師は行政職と医療職の双方の立場から支援ができるので，難病の在宅支援にはなくてはならない存在である．地域医療の基盤があり，訪問診療と看護の態勢が整えば，ヘルパーは安心して医療的ケアを行える．

　レスパイト入院は家族の休息が目的であるため，療養者本人が納得しないのにしぶしぶ入院になる傾向がある．常日頃から家族に依存しない療養体制を目指し，他人介護[*5]を積極的に取り入れるよう，療養者本人や家族に助言することも肝心である．

● 制度の利用

訪問看護を使う

　特定医療費の支給を受けて，訪問看護も医療保険で利用することができる．さらに，「在宅人工呼吸器使用特定疾患患者訪問看護治療研究事業」を利用すれば，1日複数回の訪問看護を受けることができる．しかし，この事業を行っている訪問看護ステーションは少ない．訪問看護は指定難病でなくても利用したいが，介護保険で算定されると単価が高いために，訪問介護が減らされるというジレンマがある．難病以外の障害者には一般の医療保険が使え，障害者の医療制度（更生医療）で補助される場合もある．

[*5] 家族以外の者による介護

在宅で利用できる介護制度

公的介護保障として在宅で使える制度は介護保険法と障害者総合支援法による訪問介護サービスである．これらを上手に使えば，全国どこでも人工呼吸器を使っていても自宅で暮らせるようになってきた．

a）介護保険の優先

指定難病は40歳から介護保険法の訪問介護サービスが使える．障害者総合支援法による重度訪問介護サービスは，原則，介護保険法による制度を障害の制度に優先して使わなければならない．ただし，重度訪問介護の利用が介護保険のサービスを使いきらなくても認められる場合もあり，介護制度の運用では市町村の裁量が大きいので，何でも交渉することである（運用については厚生労働省障害福祉課の総合支援法に関するQ&Aを参照すること）．

b）ケアプランの立て方

介護制度を積極的に利用していくためにも，療養者自身が制度の仕組みを知り，自分で1週間の療養プランを大まかに組み立ててから，市町村の担当者に相談するようにしたい．介護保険は通常ケアマネジャーがケアプランを作成するが，ケアマネジャーを通さず，市町村の介護保険課に居宅介護サービス計画（セルフプラン）を提出してもよい．障害者総合支援法（特に長時間に及ぶ重度訪問介護）の利用にあたっては，重度障害者の自立支援に精通した相談支援専門員に相談することである．専門家に相談しながらも，自分でケアプランを組み立てることにより，制度の使い方が上手になる．

c）ケアプラン作成上の注意点

個別固有のケアニーズをもつ人には，障害福祉による介護サービスの方が使い勝手がよい．介護保険は主として高齢者を対象とし，標準的なケアを提供し，その内容も分刻みで細かく定められていて，重度障害者のQOL向上に欠かせない外出支援や見守りも認められていないからだ．

介護保険のケアプラン作成上，ヘルパー業務としての計画を立てる際の留意点としては，リハビリテーションは医療行為でヘルパーに頼むことはできないため，マッサージ，リハビリなどの専門用語を使ってはいけないということもある．それらは理学療法士（PT）など専門職の業務となるためである．

家族の食事作りや洗濯，家族の使う居室の掃除も，ヘルパーに依頼してはいけないことになっているが，重度訪問介護では，障害が理由で本人が実施できない場合は，家族や子どもの世話をすることもある．しかし，本来は療養者の介護に専念すべきである．

介護制度が使えない要因（Chapter 9-4参照）

障害者の制度の利用状況は市区町村によりばらつきがあり，地域間格差を生じている．格差の要因として，①重度訪問介護の支給量（時間数），②重度訪問介護や喀痰吸引等を実施している事業所の数，③②の事業所のヘルパーの人数，④研修会の実施状況，⑤障害者に対する地域の人々（支援者も含む）の意識，⑥提供されるサービスの質，⑦障害者運動の有無などがあり，まだ列挙することができる．たとえ市町村が重度訪問介護サービスに

月900時間以上の支給決定をしても，上記が解決できなければサービスは受けにくくなる．

また，重度訪問介護の単価は低く（居宅介護・身体介護の単価と比べ半額ほど），医療的ケアやコミュニケーション方法の研修に時間とコストがかかること，長時間労働になりヘルパーの配置が難しいこと，管理業務が煩雑であることなどからも，重度訪問介護事業は事業所にとってはリスクが高い事業なのである．ケアマネジャーであっても，重度訪問介護を知らない人が少なくなく，介護保険と合わせたケアプランを立てられなかったり，介護保険を使い切れず，障害者総合支援法によるサービスの上乗せができなかったりしている．障害者総合支援法の時間数は，市町村ごとに基準となる上限が設定されているため，本人がよほど頑張って交渉しないと時間数を獲得できない．ただし，2018（平成30）年4月から入院中の重度訪問介護の利用が認められ，ベテランヘルパーによる新人ヘルパーの同行研修も制度化された．これらの制度改正により，全国的に重度訪問介護の事業所が増えていくことを望みたい．

自分でヘルパーを養成する

a) 自薦方式

介護派遣事業所からのヘルパー派遣は2003（平成15）年，支援費制度から始まった．以前は，障害者のヘルパー事業は各市町村独自の措置であり，無資格の有償ボランティアが主であった．現行の制度では事業所のヘルパーは選べないのが一般的だが，措置時代のように，自分で選んだ人を事業所に登録してヘルパーとして派遣してもらうこともでき，重度障害者にとってはそのほうが良い面があるようである．

医療的ケアやコミュニケーション等で，自分特有の介護を求める療養者は，他の人の介護は行わないマイヘルパーを希望している．そのようなヘルパーは「パーソナルアシスタント」，「自薦ヘルパー」等と呼ばれる．そこで，利用者本人が求人・面接・雇用し，ケアを教えて，自分のヘルパーに養成し，事業所に登録して制度を利用する方法を紹介する．

b) さくらモデル

重度障害者の地域生活を支援してきた全国自立生活センター協議会（JIL）では，「自薦ヘルパー」を利用したい人には，各自立生活センター（CIL）所属の障害者講師（ピアカウンセラー）から，複数回レクチャー自立生活プログラム（ILP）を受けることを推奨してきた．1990年代になると，都内で人工呼吸器療養中の高井綾子と橋本みさおがこの方法を真似て大学生を夜勤として雇用した．さくら会ではこの二人の療養から学び，ALS療養者向けにアレンジした支援プログラムを作成・普及する活動を開始し，「進化する介護」と命名して2003年からヘルパー養成講座を開講した．

療養者自身も，介護を受ける心構えやルールを制度利用の前にあらかじめ学ぶことにより，自分でヘルパーを募集し養成できるようになれば，一般の事業所に頼らずとも長時間滞在型サービスの重度訪問介護が使えるようになる．こうして家族の負担を軽減し，家族

[*6] NPO法人在宅介護支援さくら会とNPO法人ALS/MNDサポートセンターさくら会は別団体であり，理事会の構成員も設立目的も活動内容も異なっているが，名称が紛らわしいため同一団体に間違えられる．本書企画は後者の理事である小長谷と川口による．

の都合に左右されずに社会参加ができるようになれば，再び力を発揮することができる．
　人工呼吸器ユーザーの社会復帰は，在宅医療と介護保障に恵まれている日本特有なものであることから，NPO 法人 ALS／MND サポートセンターさくら会[*6]では，厚生労働省 QOL 班班長であった中島孝先生の助言を受けて，「さくらモデル」と命名し，2006 年に横

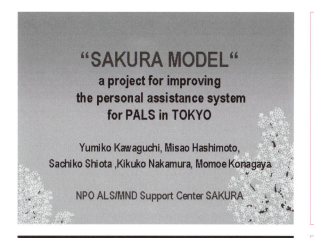

報告タイトル「"さくらモデル"それは，東京の患者たちによる自薦ヘルパーの拡大を目指すプロジェクト」

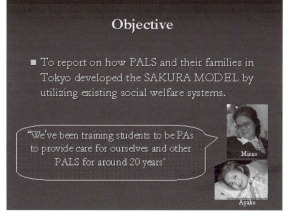

既存の介護保障を利用して，都内の患者家族がどのようにして「さくらモデル」を発展させてきたか，報告する．橋本みさおさんと高井綾子さんの二人は 20 年間，自分たちで学生をトレーニングし，自分や他の患者さんたちに派遣してきた．

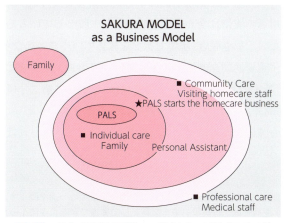

ビジネスモデルとしての「さくらモデル」の図
2003 年に支援費制度が始まると，都内の患者家族は事業所を設立し，自薦ヘルパーが他の事業所に奪われないようにした．こうして，ALS の当事者と自薦ヘルパーが共同で事業所を運営し，他の患者の介護も引き受けるようになった．やがて，介護保険のヘルパーでは達成できない，個別固有の支援を行うばかりでなく，障害福祉事業としても成功し，経済的な自立も果たした．生活上での自立ばかりではなく，経済活動を伴うことも「さくらモデル」の特徴としている．

図 10　ALS／MND 国際シンポジウム，APF（アライド・プロフェッショナル・フォーラム）での報告（2006 年横浜で開催）

浜で開催された ALS／MND 国際シンポジウムでの報告（図10）を皮切りに，毎年，国内外で発表してきた．海外の一部の国では安楽死や医師幇助自殺の対象にもなるような（Chapter 11, 12参照）呼吸筋麻痺の全身性障害者が，絶望の淵から再起する日本の「さくらモデル」は，国際的な反響を呼んでいる．

こうして，家族の介護負担が軽減できれば，人工呼吸療法はたんなる選択肢でも延命処置でもなく，標準治療として確立できることを「さくらモデル」は証明してきた．さらにいえば，こうして生き抜いてきた人たちは，オリンピック選手と同等の称賛に値する．人類の限界に挑み，その発展に寄与しているからだ．

いかにしたら重度障害者と地域社会に共に生きられるか，自分にできることはないか，これからも考えていきたいと思う．私自身がいずれ治らない病気を患った時，さくらモデルの人から学んだ生き方は羅針盤になるだろう．そして，こうして共に作ってきた法律や介護制度は自分や家族のためにも役立つに違いない．

c）喀痰吸引等の研修事業（図11）

1990年代半ばから，有償ボランティアによる吸引や経管栄養の介助は行われてきた．しかし，法的根拠がなく，違法性阻却のもとに行われていた．

2011（平成23）年に法律が整理され[*7]，喀痰吸引や経管栄養等はヘルパーの業務として実施できるようになったが，「認定特定行為業務従事者認定証」が必要になった．認定取得には，都道府県が認めた研修登録研修機関が実施する研修を受講しなければならない．研修には以下の2種類がある．

①**不特定多数の者対象（省令[*8]別表第一号，第二号）**
②**特定の者対象（省令別表第三号）**

①は主に不特定多数が利用する施設での介護を対象として，50時間の講義を受講後，不特定多数の療養者に対して10～20回ずつ喀痰吸引と経管栄養を行い，医療職に評価してもらう．②は主に在宅の特定の高齢者および重度障害者を対象として，座学の基本研修8時間と1時間の演習の後，特定の利用者宅で指導看護師から実地研修を受け，2回連続合格したら修了である．②は，利用者の実情に合わせて短期修了を主眼としているため，修了直後のヘルパーは一人前ではない．引き続き，現場でケアを教えていくことになっている．

介護未経験者の場合は，まず重度訪問介護従業者養成研修（20時間）を受講し，修了後に介護派遣事業所に「自薦」（特定の者の介護者）として登録し，続けて第三号研修を受講する（「統合課程」では重度訪問介護と第三号研修が同時に修了できる）．

このようにすれば重度訪問介護の事業所が近くになくても，働き手さえいれば重度訪問介護は利用できるのである．

[*7] 2011（平成23）年6月に「介護サービスの基盤強化のための介護保険法等の一部を改正する法律」法が成立し，一定の研修を受講したヘルパーは，喀痰吸引等を業務として実施できるようになった（医療的ケアの項目参照）．
[*8] 社会福祉士及び介護福祉士法施行規則の一部を改正する省令（平成23年厚生労働省令126号）

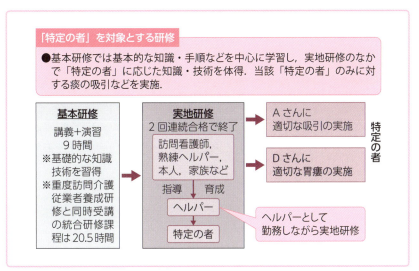

図11　第三号研修の流れ

●この章のまとめとして

　以上は，1996年から2016年現在までの筆者の体験に基づいた内容であるから，これからの患者家族，支援者によって更新され，修正されていくことを期待している．

　筆者は11年余におよぶ実家の母の在宅人工呼吸療法の介護の経験から『逝かない身体』[2]という本を2009年12月に上梓したが，これは本章の内容を，より詳しく，ストーリー仕立てにして描いたものであり，小説のように読んでいただけるだろう．在宅人工呼吸ケアをめぐるある家族の日々が，いったいどのようなものであったか，詳しく知りたいという方にはお薦めしたい．

　いまでこそ医療技術は進歩し，介護制度は足りないながらも，本章に述べたような工夫をすれば利用できるようになり，かつてのように家族が24時間寄り添って寝ずの介護をする，などということはなくなってきた．しかし，同居家族はどのような事態にも対処せねばならず，自ら率先して学ばなければならない状況は，昔とほとんど変わらない．さらに言えば，その時々の医療福祉政策に伴い，問題は尽きることなく生じるものであるから，政治を変えるほどの当事者意識と患者の声なくして，在宅人工呼吸療法の発展は望めないと考えている．

　本章が，人工呼吸器を着けた重度障害者と共に暮らす覚悟を決めた家族や介護初任者の拠り所となり，前向きな気持ちにつながれば幸いである．患者と介護者は二人三脚．励まし合い，許し合いながら，長い療養期間を共に歩んでいってほしい．

文献

1) 川口有美子, 小長谷百絵編著：在宅人工呼吸器ポケットマニュアル. 医歯薬出版, 2009.
2) 川口有美子：逝かない身体—ALS的日常を生きる. 医学書院, 2009.（第33回大宅壮一ノンフィクション賞受賞作）
3) 川口有美子：末期を超えて—ALSとすべての難病にかかわる人たちへ—. 青土社, 2014.
4) 『ALS生存の技法』NPO法人ALS／MNDサポートセンターさくら会, 2013.

＊(4) のご購入は, NPO法人ALS／MNDサポートセンターさくら会研修センター（TEL 03-5937-1370）までお問い合わせください.

（川口　有美子）

Column

外出支援

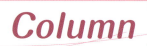

橋本　佳代子

　我が家の外出支援のハジマリは病院から50 mほどの川沿いの桜見物からでした.
　ベッドと人工呼吸器と医師と看護師と家族とMSWと…大変な大所帯で正味1時間ほどの大冒険. それから車や電車, 新幹線, 飛行機, 船と距離も移動手段もどんどん広がり, ベッドは車いすに, 呼吸器は車いすの下に格納する形に変わり, 医師も看護師もMSWも帯同せずに, 2人のヘルパー（時には1人の場合も！）で自由気ままに外出をしています.
　外出支援とはどういうものなのか？文字通り人工呼吸器と共に生きる患者さんの外出を「支援」するものですが, あくまで主体は患者本人だと考えています.
　目的地までの交通手段や宿泊施設の選定, 道中の駅弁のチョイスなど, 患者さん自身でセレクトし自由にアレンジしてほしいと思います.
　しかしながら「人工呼吸器と共に」ということで生まれるリスクはできる限り回避しなければなりません. 特に人工呼吸器のバッテリー残量については, 患者だけでなく同行者も常に気を配り隙あらば充電をするようにします. 以前海外に行った際, 国内での時差の計算を見誤り本当にギリギリの残量で移動したことがありました（時計上2時間だけど実際は5時間くらいかかっていました）.
　充電だけでなく町中に潜む様々な危険にも要注意です. エレベーターで同乗した他人が連結のホースをひっかけないように注意を促す, 段差を乗り越えた勢いで機械に不具合が出ないように気を付ける…など. 何より外出チームが道中を楽しむことが一番です！

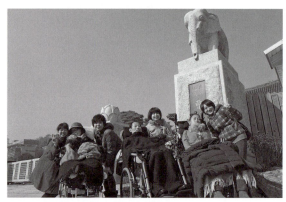

韓国へ呼吸器患者3人で行きました

Part 2　応用編

Chapter 9

在宅療養の受け皿

1　難病法に基づく療養生活への支援

　わが国における難病対策は，1972（昭和 47）年に「難病対策要綱」が策定され，2014（平成 26）年 5 月には「難病の患者に対する医療等に関する法律（以下，難病法）」が成立した．これにより，これまで法律に基づかない予算事業として実施されてきた難病対策は，法的根拠をもった制度として位置づけられた．そして，在宅療養の受け皿となる医療や療養生活への援助のあり方が再構築された．以下，在宅療養の受け皿となる療養生活への援助について本法の概要を踏まえて解説する．

● 診断・治療を受ける

　難病法による新たな難病の定義は，「発病の機構が明らかでなく，かつ，治療方法が確立していない希少な疾病であって，その疾病にかかることにより長期にわたり療養を必要とすることとなるもの」とされた．希少な疾病であるがゆえに，専門医・専門医療機関も限られ，難病療養者は確定診断までに時間がかかり，さらに専門医療機関までの通院治療が困難となるなどの課題があった．

難病指定医の役割

　難病法により今後は，都道府県知事が難病指定医と協力難病指定医を指定するしくみとなった．難病の医療費助成の支給認定申請（次項解説）に必要な診断書（臨床個人調査票）は難病指定医が作成し，診断書の内容は，患者データの登録管理システムに登録される．また，診断後の治療や認定申請の更新に必要な診断書の作成については，難病指定医のほか協力難病指定医も行うことができる．すなわち，最初の診断と治療方針の決定は難病指定医による正確な診断と適切な治療が確保され，その後の通院や治療は協力難病指定医にかかって継続的な医療が受けられるしくみが整えられた．

　今後，都道府県知事は，新・難病医療拠点病院（総合型），新・難病医療拠点病院（領域型）（仮称），難病医療地域基幹病院（仮称）として指定医療機関を整備する．さらに，難病研究班・国立高度専門医療研究センター・各学会等が連携して，全国規模で正しい診断ができる難病医療支援ネットワーク（仮称）の整備が進められる．

　これらの医療機関や指定医に関する情報が療養者に円滑かつ確実に提供され，適切な時期に適切な医療につながり，治療を継続的に受けられることが重要である．

●医療費の自己負担を軽減する

指定難病

　難病法の制定により，難病のうち，医療費助成の対象となる疾患を指定難病とし，その要件は，①患者数がわが国において一定の人数に達しないこと（人口の0.1％程度以下），②客観的な診断基準（またはそれに準ずるもの）が確立していることとされた．「指定難病」に該当する場合は，諸手続きを経て医療費助成（特定医療費の給付）を受けることができる．2015（平成27）年7月時点の指定難病は306疾病であり，個々の疾病ごとに認定基準が定められている．本法では指定難病の要件の判定に必要な事項として，疾病ごとの重症度分類が設けられた．これにより，医療費の助成が受けられる者は，指定難病に含まれている疾病の診断を受けるだけではなく一定の症状を有する者に限られることとなる．

難病医療費助成申請の流れ

　難病医療費助成の申請の流れを，図1に示す．医療費の助成を受ける際は，まず難病指定医による診断を受けて診断書（臨床個人調査票）を作成してもらい，必要書類を添えて都道府県の窓口に提出する．都道府県は，医療費助成が必要であると認める場合に支給認定し，療養者に医療受給者証を交付する．

自己負担額

　医療受給者証の交付を受けた療養者は，医療費総額の2割に相当する額と負担上限月額のいずれか低い額を医療機関に支払い，これを超える額は特定医療費として都道府県から助成される（表1）．1カ月の自己負担額は，症状や所得によって異なる．医療費の自己負

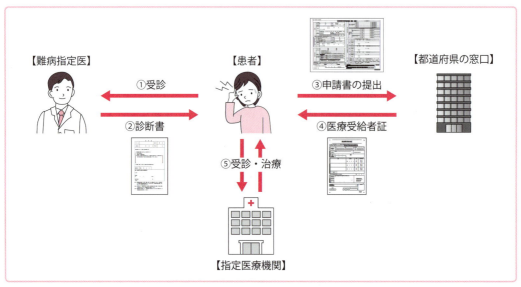

図1　難病医療費助成の申請の流れ

（厚生労働省リーフレットより抜粋）

表1 医療費助成における自己負担上限額（厚生労働省リーフレットより）

階層区分	区分の基準（市町村民税）	自己負担上限額（月額）		
		一般	高額難病治療継続者※1	人工呼吸器等装着者※2
生活保護世帯	—	0円	0円	0円
低所得Ⅰ	非課税（世帯）本人収入：〜80万円	2,500円	2,500円	1,000円
低所得Ⅱ	非課税（世帯）本人収入：80万円超	5,000円	5,000円	1,000円
一般所得Ⅰ	課税以上7.1万円未満	10,000円	5,000円	1,000円
一般所得Ⅱ	7.1万円〜25.1万円未満	20,000円	10,000円	1,000円
上位所得	25.1万円以上	30,000円	20,000円	1,000円

※1 月ごとの指定難病の医療費総額が5万円を超える月が年間6回以上ある場合です．
※2 人工呼吸器などを装着している方の場合は，所得に関係なく一律1,000円となります．

（2016年4月末現在）

担割合は従来の3割から2割に引き下げられる一方で，軽症者は指定難病の範囲から外れ，旧事業では自己負担が生じなかった重症療養者にも一定の自己負担額が生じることとなる．人工呼吸器等装着者の自己負担上限額は，階層区分に関わらず月額1,000円となる．自己負担上限額は，受診した複数の医療機関など（外来と入院の区別はなし）の自己負担をすべて合算した上で適用され，旧事業で自己負担が生じなかった薬局での保険調剤や訪問看護ステーションが行う訪問看護もこれに含まれることとなる．

申請および医療費助成を受けるための手続きや相談は，すでに症状のある療養者にとって困難な場合もある．都道府県の窓口のほか地域の保健医療福祉を総合的に把握・支援する保健所保健師などに相談しながら円滑に進められたい．また，医療費助成の対象は重症度分類による一定の症状を有する者に限られるが，療養者の療養過程を見通した上で，症状の進行や変動を的確に見極めることが重要である．適切な時に適切な支援が受けられるための体制整備は，すでに病初期から始まっている．

● 相談の場所

医療相談

難病療養者には，診断が確定する前や診断後の治療，その後の療養生活に関する課題が生じ，相談できる場が求められる．まず，診断前や治療に関する相談の場として，従来からの難病対策の難病特別対策推進事業（表2）における〈難病患者地域支援対策推進事業〉の一つに医療相談事業がある．これは，難病の専門医・看護師・社会福祉士等による医療相談班が療養者・家族の相談に応じるものであり，セカンドオピニオンや療養生活上の助言，制度の説明を受けられる．

訪問相談

医療相談事業に参加できない要支援難病療養者や家族の日常生活上及び療養生活上の悩みに対する相談や在宅療養に必要な医学的指導を行うため，専門の医師，主治医，保健師，看護師，理学療法士等が居宅を訪問相談・指導をする訪問相談・指導（診療も含む）事業

表2 難病法〈療養生活環境整備事業〉と〈難病特別対策推進事業〉

難病法【療養生活環境整備事業】	実施主体
■難病相談支援センター事業	都道府県（委託可）
■難病患者等ホームヘルパー養成研修事業	都道府県・指定都市（委託可）
■在宅人工呼吸器使用患者支援事業	都道府県
難病特別対策推進事業	**実施主体**
■難病医療提供体制整備事業	都道府県
■在宅難病患者一時入院事業	都道府県
■難病患者地域支援対策推進事業 ・在宅療養支援計画策定・評価事業　・訪問相談員育成事業 ・医療相談事業　　　　　　　　　　・訪問相談・指導事業 ・難病対策地域協議会の設置	都道府県・保健所設置市 （保健所を中心として）
■神経難病患者在宅医療支援事業	都道府県，国立高度専門医療研究センター 国立大学法人，独立行政法人国立病院機構
■指定難病審査会事業	都道府県

※旧事業の【難病特別対策推進事業】の下記事業は，【難病法；療養生活環境整備事業】に移行．
　・難病相談・支援センター事業　　・難病患者等ホームヘルパー養成研修事業
※旧事業の【難病特別対策推進事業】の下記事業は，削除された．
　・難病患者認定適正化事業　　・難病患者を対象とする医療・介護従事者研修の支援事業
※厚生労働省通知の実施要綱（平成27年3月）を参考に原口が作成

がある．

　また，従来より実施されていた難病相談・支援センター事業は，難病法に基づく〈療養生活環境整備事業〉として位置づけられ（表2），地域で生活する難病療養者等の相談・支援，地域交流活動の促進や就労支援などを行う施設として設置されている．

　難病療養者は，症状の出現時期・診断後・症状の進行期など療養過程や社会生活状況に応じてさまざまな課題や悩みに直面することがある．一人もしくは家族だけで抱え込まずに，上記の公的機関ばかりではなく，患者会や障害者団体の相談窓口を訪ねるなど，相談できるところにつながっていくこと・つなげる支援をすることが大切である．

●療養生活の支援を受ける

在宅人工呼吸器装着者が利用できる医療制度

　在宅人工呼吸器装着者にとって，生活環境や在宅医療・介護の受け皿として支援体制が整えられることは，療養生活を継続していくうえで重要である．次に，筋萎縮性側索硬化症（ALS）の在宅人工呼吸器装着者を例として，利用できる制度とサービスを示す（表3）．介護保険と医療保険が重複する場合は介護保険が優先される．また，訪問看護サービスについては，「人工呼吸器を装着している状態」としては厚生労働大臣が定める疾病に該当するため，医療保険によるサービスが適用される．さらに，難病法による〈在宅人工呼吸器使用患者支援事業〉では，医療保険による訪問看護の利用において1日につき4回目以降の訪問看護を要する場合の費用が交付される制度（年間260回まで）がある．

表3 ALS，42歳，在宅で人工呼吸器を使用する人が利用できるサービス（例）

利用できる医療制度	利用できるサービス
【介護保険】 第2号被保険者	訪問看護，住宅改修，療養通所介護，福祉用具貸与，訪問介護
【障害者総合支援法】 対象	居宅介護，重度訪問介護，重度障害者等包括支援， 日常生活用具給付（吸引器など），補装具の給付（重度障害者意思伝達装置）
【医療保険】 厚生労働大臣の定める疾病	訪問診療，訪問看護，訪問リハビリ
【難病法】 指定難病	指定難病医療費助成，在宅人工呼吸器使用患者支援事業， 訪問相談・指導事業，在宅難病患者一時入院事業

介護保険の特定疾病に該当しない場合

また，65歳未満で介護保険の特定疾病[*1]に該当しない場合は，障害福祉や難病法（難病対策）のサービスを利用する．2012（平成24）年6月に成立した「障害者の日常生活及び社会生活を総合的に支援するための法律（障害者総合支援法）」において，難病療養者が同法の対象として定められた．同法の対象となる難病は，指定難病306疾病を含む332疾病（2015（平成27）年7月時点）とされ，身体障害者手帳を持たなくても必要と認められた支援が受けられるようになった．

療養環境に関するサービス

療養環境に関するサービスでは，介護保険制度の住宅改修や福祉用具の貸与，障害者総合支援法のサービスによる日常生活用具や補装具の給付などが利用できる．介護に関する支援としては，介護保険による訪問介護や障害者総合支援法による居宅介護，また，人工呼吸器を装着している場合には，障害者総合支援法による重度訪問介護や重度障害者等包括支援などが利用できる（Chapter 9-4参照）．これらに加えて，難病法〈在宅難病患者一時入院事業〉などの利用により，定期的なレスパイトや入院治療による身体的評価・リハビリテーションを受けながら在宅療養を安定して継続していくことが望まれる．

介護保険制度の利用についてはケアマネジャーとの連携調整が必要であり，制度をまたぐサービスの利用については，行政の担当者や保健師，当該の患者会や支援団体（巻末資料参照）に相談し，安全・安心な在宅療養生活を送ることができるように支援していくことが重要である．

（原口 道子）

2 退院支援部門による地域移行支援

人工呼吸器の装着，痰の吸引などの医療的ケアが必要なALS等の療養者が不安を抱えたまま，病院での療養生活から地域での在宅療養生活へと移行する場合も少なくない．また，

[*1] 40歳以上の特定疾病の人は介護保険を利用できる．

今までに関わったことがない退院支援部門の介入も始まり，スタッフの役割の違いについて，見えない・わからないといった不安を抱えることもある．

近年では退院調整看護師が在宅療養のケースを担当することも多いが，本稿では主に退院支援部門に所属するソーシャルワーカーの視点から地域移行の流れについて述べる．地域移行への実際を可視化することで，少しでも療養者・家族の方に退院への不安を軽減していただきたい．なお，ソーシャルワーカーの役割については，図2を参照されたい．

●医師・看護師から退院支援部門への調整依頼

入院中の病院において，人工呼吸器の装着，胃瘻造設などの処置が行われた後，医学的に退院の見通しがついた時に，主治医から退院支援部門に対し，療養者・家族の承諾のもと介入の依頼がある．退院支援部門は病院によって，「患者支援センター」「総合相談センター」「地域連携室」「医療福祉相談室」などさまざまな呼び方がある．この部門に所属する主な職種は，ソーシャルワーカー，退院調整看護師，事務，薬剤師，栄養士である．相談内容・調整内容によって，それぞれの職種が連携し，チームとして調整を行う．各職種の主な役割は次の通りである．

・ソーシャルワーカー：療養者・家族の生活問題が大きく，経済問題，葛藤，ライフイベントのストレス，家族問題が複雑に絡み合い，相談を受けて退院前に問題解決を図る必要がある時に，病院内のスタッフ，在宅療養をサポートする保健師・ケアマネジャー・生活保護ケースワーカー・訪問看護師・患者会ボランティアなどのソーシャルサポートネットワークを形成していく．

・退院調整看護師：主に医療的ケアが必要な在宅療養へ移行する際の指導，調整を担う．療養者が生きていく上で医療依存度が高い場合は，退院調整看護師がケースの主担当者となる．また，療養者・家族の生活問題が少なく，ライフイベントのストレスや家族問題がない場合は，退院調整看護師のみで調整を行うことも多い．

・薬剤師：退院時処方の確認と訪問薬剤師への橋渡しを行う．

・事務：社会資源の活用を目的とした診断書の調整，医療的ケアに必要な物品の手続きなどを担う．

●療養者・家族とソーシャルワーカーへの相談（面接）

主治医・看護師からの依頼を受けて，ソーシャルワーカーがキーパーソンとなる家族へ連絡，面接のアポイントをとる．初回面接では，相談支援の契約（個人情報を地域関係機関と共有すること）の承諾を得る．療養者・家族の相談を受けるのと同時に，入院前までの生活環境，家族や社会とのつながり方，病気の進行，ADLの低下への対処方法，人工呼吸器装着後の介護問題への対処方法，本人・主介護者への情緒的サポートの必要性，思い描く療養生活，生きがい・希望などについて情報収集を行う．この面接の過程において，ソーシャルワーカーが療養者・家族のニーズについてアセスメントを行い，ニーズを共有して支援方針を一緒に検討する．ライフイベントのストレスが大きい時は，療養者・家族の語りを傾聴してストレングスを明確にする質問を重ねて，ストレスの軽減に努める．医

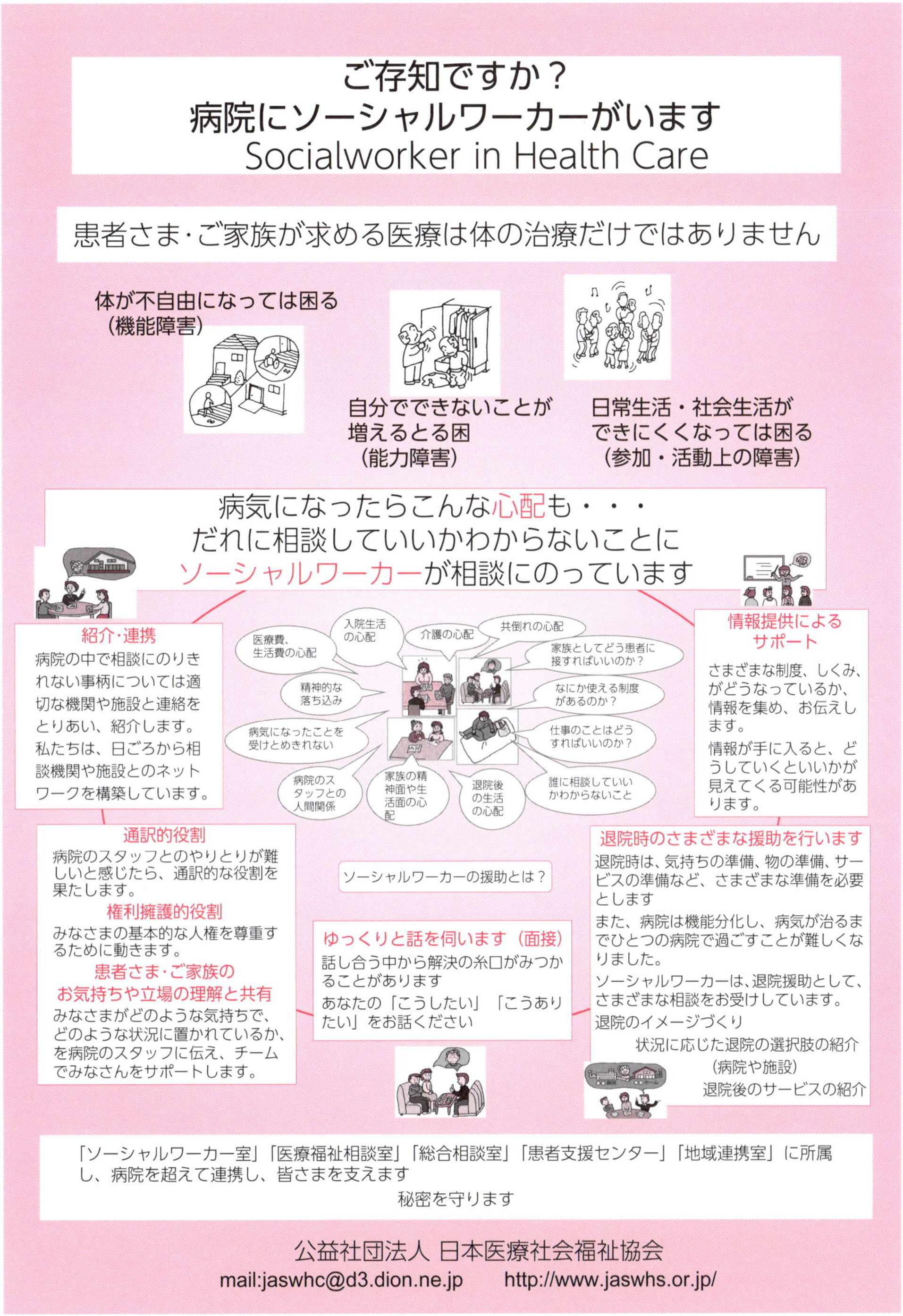

図2 ソーシャルワーカーの役割

師・看護師など病院スタッフが退院準備段階で療養者・家族に提供すること，つなげる社会資源（訪問診療・訪問看護ステーション・居宅介護支援事業所・保健所など）の提案を行い，決定する．入院前よりも ADL が低下している時は介護保険の区分変更の申請，障

害支援区分の見直しについて検討する．また，治療方法の選択といった意思決定の相談を受けており，本人による意思決定が困難な時に，家族が本人の意思を汲み取って決定していく過程を支援する場合もある．この時は，家族が決定を行うことに重点を置くのではなく，本人が元気だった頃の意思や気持ちを家族が代弁した場合の意思決定に重点を置く．

● 病院内外の退院支援チームの形成

　ソーシャルワーカーは退院支援部門に所属しているが，退院支援はひとつの職種・ひとつの部門が単独して行うのではなく，医師・看護師・リハビリテーションスタッフなどのチームにて退院支援を行う．療養者・家族との面接においてアセスメントしたニーズについてソーシャルワーカーと療養者・家族が共有し，必要に応じて各職種の役割分担を行う会議を行う．療養者・家族の病状的な不安や迷いがある場合は，病状説明を行い，必要に応じてソーシャルワーカー・看護師などが同席する．そして，地域関係機関への連絡調整を行い，地域を含めて退院支援チームの輪を広げていく．

　すでに訪問診療，訪問看護ステーション，ケアマネジャーや保健師が関わっている場合も多い．その時は，入院前の支援の状況や退院前に必要な準備などを教えてもらうことから始める．地域の多職種が，病院の多職種と出会う準備を行い，段階的に病院から地域移行の段階に入る．入院前に訪問診療，訪問看護を利用していなかった場合は，新規として療養者を引き受ける機関の打診を行う．その際には，主治医に診療情報提供書の作成，病棟看護師にケアの状況やADLがわかる表，サマリーの作成を依頼し，この情報をもとに各機関が新規受入を検討できるように調整を行う．このように地域移行への過程において，会話でのコミュニケーションと同時に文書という媒体も重要である．

● 退院前カンファレンス

　退院前カンファレンスの主な出席者は，療養者本人，家族，訪問診療の医師，訪問看護ステーションの看護師，居宅介護支援事業者のケアマネジャー，障害者総合支援法に伴うケースワーカー（自治体の障害者福祉の担当者，計画相談を担う相談支援事業所），訪問介護の事業所，入院中の病院の医師・看護師・ソーシャルワーカーである．

　カンファレンスでは，病院の主治医から地域のかかりつけ医へ入院中の病状やケアの状況・ADL・看護上の問題点などの情報の引き継ぎや，人工呼吸器など医療的ケアに必要な物品の手配などを行う．

　退院前カンファレンスは療養者・家族の思い描く療養生活についてニーズを共有し，安全・安心な在宅医療・介護の場を創出するためにも重要である．退院前カンファレンスでは，療養者・家族を主人公としたカンファレンスとなるように，療養者・家族の抱える疑問点や不安について，チームにて解決の見通しが検討できるようにソーシャルワーカーがコーディネートを行う．

● 退院時の調整

　退院時，病院から自宅への搬送方法の検討が必要である．病室から寝台車にて移動し，

自宅の居室まで介護・看護職によるケアの提供ができる介護タクシーの利用が一般的である．人工呼吸器や，必要に応じて酸素・吸引器などの準備も含めた搬送の調整を行う．

退院時の病状・処方を記載した診療情報提供書（医師），訪問看護指示書（医師），看護サマリー（看護師），リハビリサマリー（理学療法士・作業療法士）を家族が持ち帰り，訪問診療医師，訪問看護師など地域の専門職へ渡し，文書による最終引き継ぎを行う．退院後の新たな医療ニーズの発生や看護上の問題により，専門医の受診や入院相談，問い合わせが必要な時の連絡窓口を関係機関へあらかじめ伝えておくことも重要である．

● 病院の機能分化

近年の厚生労働省による病院の機能分化に伴い，救急医療や高度医療が新たに必要な療養者のベッドを確保するためにも，特定機能病院，地域医療支援病院，一般病院などの在院日数の短縮化が進んでいる．ゆえに前述した，地域移行への過程を，ひとつの医療機関にて完結することが困難となってきている．療養者・家族の治療方法や退院後の生活の在り方への意思決定に時間が必要であったり，家族・ヘルパーの医療的ケア研修の時間が必要であったり，地域の社会資源のサービス調整に時間が必要な場合は，地域医療を展開する病院へ転院して，地域移行を行う場合もある．

● まとめ

原疾患の進行により入院患者のADLが低下し，人工呼吸器の管理や痰の吸引などの医療行為が在宅で必要な場合は，療養者の新たな生活と家族介護を支援するネットワークの形成が必要である．その地域移行の過程においては，①医師・看護師が退院支援をソーシャルワーカーへ依頼する→②療養者および家族とソーシャルワーカーが面接し，退院準備や退院後のニーズについて検討を行い，支援計画を作成する→③退院支援チームを形成する→④退院前カンファレンスを開催しニーズを共有，各職種の役割分担，導入する社会資源を決定する→⑤退院時に地域関係機関への引き継ぎを行う，という流れで行われる．

療養者・家族の力を尊敬し，思い描く療養生活に沿う支援をチームで行うためにも，複雑で地域関係機関からは見えにくい病院の専門職の動きについて可視化を行い，院内外チームの連携の質を向上させることが必要である．

〔鉾丸　俊一〕

3 レスパイト入院の実際

人工呼吸器を装着し在宅療養する場合，医療的ケアや日常生活上のケアなど，多岐にわたる介護が必要である．しかし現状を鑑みると，さまざまな制度を組み合わせても，家族をはじめとする介護者の負担は大きいと言わざるを得ない．医療的ケアに拘束される1日の時間の長さや期間などが，介護者の身体的・精神的な負担感に影響を与えることが指摘されている．本稿では，そうした介護者への支援のひとつとして，レスパイト入院を取り上げる．

● レスパイト入院とは

　レスパイト入院は診療報酬上の言葉ではなく，レスパイトケアが語源となっている．レスパイトケアとは，一時的に一定の期間，療養者のケアから介護者を解放し，それによって日頃の身体的・精神的な疲れなどを回復できるようにする援助のことである．介護者の健康問題は，在宅療養の継続困難の要因となることもある．近年では，介護負担軽減の方策のひとつとして，レスパイトケアを目的とした入院が実施されている．

　レスパイト入院中には，必要に応じて療養体制の再構築ができる．また在宅療養で不可能な検査や治療・処置の導入が検討できるなど，医療的な意義もあると考えられている．

● レスパイト（入院）先はどのように確保するか

　介護保険による福祉施設を利用したショートステイは，医療的ケアへの対応が困難なことが多い．レスパイト入院は，かかりつけ医と相談の上，身体状況に応じた適切な医療機関を確保し，可能な範囲で計画的に行うことが望ましい．下記のように，難病医療受給者証や身体障害者手帳を所有している場合に使用できる制度があるので，活用を検討していただきたい．

在宅重症難病患者一時入院事業（難病法）

　この事業は，在宅療養中の重症難病療養者であって，介護者の事情により，在宅で介護を行うことが困難になった場合，一時的に入院することが可能な病床を各都道府県の拠点病院等に確保するという事業である．居住する都道府県により事業実施状況が異なる．各都道府県の窓口となる拠点病院は，難病情報センターのホームページ（http://www.nanbyou.or.jp/entry/1439）から確認できる．拠点病院には難病医療コーディネーターが配置されている都道府県もあるため，相談をしてみるとよい．

医療型短期入所（障害者総合支援法）

　遷延性意識障害児・者，筋萎縮性側索硬化症（ALS）等の運動ニューロン疾患の分類に属する疾患を有する者及び重症心身障害児・者等が対象である．各都道府県と契約した病院，診療所，介護老人保護施設において実施することができる．居住市町村にて支給決定を受け，施設と契約を行う．原則1割の自己負担だが，所得に応じて減免がある．

医療型特定短期入所

　宿泊を伴わない日中預かりのサービスである．利用方法は医療型短期入所と同じである．

● レスパイト入院の調整事例

　レスパイト入院前に看護職が在宅でのケア方法等を引き継ぎ，入院環境の調整が事前に行われることで療養者の入院に対する不安が軽減するケースもある．療養者本人が，入院による療養環境の変化への不安から気乗りしないこと，またそのような状況下では家族も

安心して療養者を任せられない，というのが本音であろう．そこで，筆者（難病医療コーディネーター）が介入した，初回のレスパイト入院で療養者の不安が解消でき，継続利用につながった事例を紹介したい．

療養者：60代の男性．2年前にALSに罹患し，気管切開下で人工呼吸器を装着している．妻と2人で在宅療養を開始して9カ月である．上肢の筋力低下は進行しているが，支えれば起立は可能である．日中は車いすで過ごしており，意思伝達装置を操作したり，テレビを見たりしている．

利用しているサービスは，訪問看護：週5日，訪問入浴：週2日，訪問リハビリ：週5日．

妻は夜間不眠等による疲労が蓄積し，療養者との喧嘩が絶えなくなっていた．そのため，訪問看護師がレスパイト入院を提案したが，療養者が拒否しており，レスパイト入院の導入につながりそうにないという相談があった．

入院調整の経過を図3に示す．療養者が入院を拒んでいた理由は，病院のナースコールを押せるかどうか，入院先に意思伝達装置の持ち込みができるかがわからないためであった．療養者家族が病院見学を行った際に，これらの点について事前に確認できたため，当初入院を拒んでいた療養者も納得して入院することができた．

現在では，定期的にレスパイト入院を利用し，在宅療養の継続につながっている．

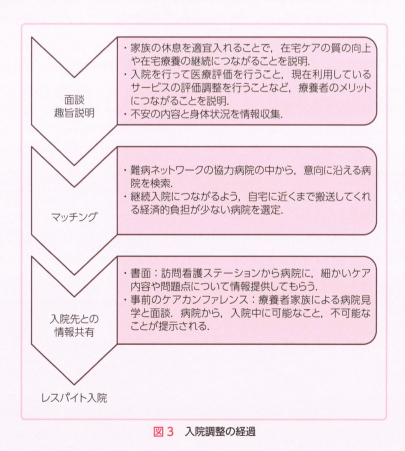

図3　入院調整の経過

● レスパイト入院の秘訣

コミュニケーション手段の確立

　構音障害がある場合，コミュニケーションに困難が発生する．そのため，レスパイト入院の際に，透明文字盤や伝の心（日立ケーイーシステムズ），レッツ・チャット（パナソニック）などの意思伝達装置を活用し，医療スタッフと意思疎通が図れることは大きな意味をもつ．

　レスパイト入院先の病院では，在宅療養と違い，看護師が同時に複数名の療養者を担当している．そのため，療養者は意思伝達装置で，伝えたい内容を入力してからナースコールを押すと効率的であり，訴えたい内容が細かく伝わるだろう．入院準備として，意思伝達装置に療養者がよく使いそうな定型文をあらかじめ入力しておくなどの工夫をお勧めしたい．

重度のALS患者の入院におけるコミュニケーションに係わる支援について（保医発0701第1号）

　重度のALS患者の入院に際し，医師や看護師との意思疎通が十分に図れない場合，居宅介護等で利用中のヘルパーをコミュニケーション支援員として派遣できる事業である．市町村により事業の実施状況に差があるため，居住する市町村の障害福祉窓口に確認されたい．2016（平成28）年2月，短期入院中の慣れ親しんだヘルパー（重度訪問介護）の利用が閣議決定し，2018（平成30）年度より制度化の見込みである．

ナースコールの確認

　手指の筋力低下がある場合，療養者が入院予定の病院のナースコールを鳴らせるかどうか，事前に確認し対策を講じておくとよい．医療機関によっては，重度障害者用にタッチセンサーなどのナースコールを整備しているところもある．

その他

　入院先により受けられるリハビリの内容，入浴の頻度などは，病院によって違いがあるため，事前に入院先のケア内容を把握しておくと安心できる．

● レスパイト入院の課題

　レスパイト入院の課題は，受け入れ可能な病院数とケアの質に限界があることだ．「環境の変化により療養者が体調不良を起こし，元に戻るまでに時間を要した」「意思疎通ができなかったため非常に苦痛であった」などの理由で，継続したレスパイト入院につながらないことも多い．可能な範囲で在宅療養と入院時のケアに差が生じないように調整が必要であろう．また自宅から遠方の病院に入院することを余儀なくされる場合もある．難病ケアの経験に乏しい病院に対する啓発への取り組みと，協力病院の拡充を継続して行うことが重要であると考える．

〔岩木　三保〕

4 公的介護保障

●公的介護制度の概要

　人工呼吸器を着けるか否かを決める時，人工呼吸器を着ければ生きていけることがわかっていても，その後の家族の介護の負担を考えると決断できないという場合がある．しかし，人間らしく生きる権利（幸福追求権・生存権）は，憲法により誰にでも保障されている．家族に遠慮して生存が危ぶまれることはあってはならないことで，本来公的に人の生活は支えられるべきである．

近年の公的介護制度の流れ

　2000（平成12）年に介護保険法が施行された．介護保険法の下では，訪問介護員（ホームヘルパー，以下ヘルパー）の利用ができるのは，多くても1日2～3時間程度であった．しかし，2003（平成15）年4月に身体障害者福祉法等による支援費制度ができて，居宅生活を支援するヘルパーが国の制度により全国的に利用できることになった．

　2006（平成18）年4月になると支援費制度にかわって障害者自立支援法が施行され，「重度訪問介護」という自宅で24時間等の長時間の見守りをしながら随時介護をするサービスが始まり，2013（平成25）年4月から始まった障害者総合支援法でも引き継がれた．

　ここでいう「公的介護」とは，ヘルパー自体は本人が契約した民間のヘルパー事業所に所属しているが，費用については，一部の利用者負担を除き，ほとんどを自治体（障害者福祉の場合は，国が2分の1，都道府県と市町村が4分の1）が担うという福祉サービスを指す．つまり，社会保障制度として介護費用を公的に給付しているから「公的介護」といえるものである．

障害者総合支援法

　人工呼吸器を着けることが必要な療養者の多くは，障害者総合支援法を利用することのできる障害者にあたる．従って，同法の利用を居住する自治体に申請して，支給決定の交付を受けてからヘルパーを派遣してもらう．実際に重度訪問介護等の支給決定を受けるためには，「障害支援区分」の認定が必要になる．

　また，「サービス等利用計画」という生活支援のプランの申請も必要となる．これは，自分でサービス等利用計画を作成（セルフプラン）するか，あるいは，相談支援事業所の相談支援専門員に相談しながら作成してもらうこともできる（Chapter 8参照）．

　なお，「重度訪問介護」は概ね最低1日8時間以上継続の長時間の介護を想定しているため，比較的短時間の利用の場合は，同法の「居宅介護」というヘルパー制度を利用できる．重度訪問介護の利用要件は，障害支援区分が4以上であるため，区分が3以下の療養者は居宅介護の利用となる．

介護保険

　65歳以上の療養者は障害者総合支援法第7条の介護保険優先原則と関連する行政通知との関係から，まず介護保険を利用し，介護保険だけでは必要な支援が受けられない場合（介護保険制度にその療養者の障害特性に即した施策がない場合や支給時間が介護保険では足りない場合等）には障害者総合支援法による給付を利用することになる．また，65歳に満たなくとも，特定疾患患者の場合，40歳以上で介護保険を優先的に利用する．ALSなど16種類の疾患患者がこれに該当する（介護保険法施行令第2条）．

生活保護「他人介護」制度

　生活保護世帯の療養者で，自治体による障害福祉制度，高齢者福祉制度を利用してもなお，介護の必要性が満たされない場合，生活保護法で，家族外加算費用（家族でない介護なので「他人介護」ともいう）が給付される制度がある．

● 家族介護は法的義務なのか？

　同居の家族がいる療養者が公的介護制度を利用しようとした場合，「家族が介護できるのだから，家族がまず介護を行い，家族の介護で足りない分を公的介護で補う」という考え方に基づき，必要な公的介護が得られず，生活に支障が生じている事態が散見される．確かに民法には夫婦間や家族における「扶養義務」が規定されている．しかし，「扶養義務」があることは「家族が自ら介護労働力を提供すること」を必ずしも意味しない．

　この点，無能力者の監督義務者の法的責任という論点に関連してであるが，JR東海との間で認知症者の家族の賠償責任が争われた2016（平成28）年3月1日最高裁判決は民法の配偶者同士の「協力義務」について，「夫婦間において相互に相手方に対して負う義務であって，第三者との関係で夫婦の一方に何らかの作為義務を課するものではなく」「それ自体抽象的なものである」とし，「扶助義務」について「これを相手方の生活を自分自身の生活として保障する義務であると解したとしても，そのことから直ちに第三者との関係で相手方を監督する義務を基礎付けることはできない．」としており，多分に抽象的な意味で理解しており，第三者から介護や監督を強制されるような類の根拠になり得ないことを明らかにしている．

　また，「介護行為」とは，ヘルパーという専門職が存在することに明らかなように，「労働行為」の性質を持っており，行政が家族に対しては，無償の介護労働を強制することはできない．

　障害者総合支援法に基づき行政が介護給付の時間を決める際に勘案すべき事項には，申請をした障害者の「介護を行う者の状況」が挙げられているが，この規定は家族介護を強制するものではない．

家族介護は労働基準法に照らすと違反！

　家族各人には家族それぞれの生活，人生がある．同居の家族が仕事をしている場合，仕事から帰宅し，さらに介護に従事しなければならないとなると，当該家族は休む暇もなく

なる．このような事態を容認することは，労働基準法で1日8時間週40時間を労働時間の原則と定め，労働者の健康を守ろうとした法の趣旨を没却するものといえよう．仕事を抱えながら，1カ月あたり300時間を超える介護を行っている家族は少なくない．

そもそも家族は十分な技能をもたないまま必要に迫られて介護を行っている場合が多く，障害者本人にとって，適切な介護が行われない場合や，家族の病気や睡眠不足などで介護ができない事態が発生することもある．

このように，家族の犠牲を強いるような家族介護は許されない．また，障害者本人の安定した適切な介護保障という側面からも，家族自身による介護労働提供は望ましいこととはいえず，家族自身による介護労働提供が原則であるかのごとくの行政運営は見直されなければならない．

公的介護の権利を裁判で認めた例

a) 和歌山石田訴訟

和歌山石田訴訟とは，脳性麻痺のある重度障害者が，十分な介護支給量（＝ヘルパー時間数）の保障を求めて和歌山市を訴えた訴訟である．原告の石田雅俊さんは，障害者自立支援法が施行されて市が新たに支給決定基準を設けたことを理由に，月478時間から月377時間まで重度訪問介護の介護支給量を削減された．障害の程度や生活状況は変わらないにもかかわらず，介護支給量が削減されることに納得できず，提訴に踏み切った．同訴訟は高裁まで続き，大阪高裁は2011（平成23）年12月14日，市に対し，提訴前より多い，月578時間を下回らない支給決定を義務付ける判決を言い渡した．

b) 和歌山ALS訴訟

和歌山ALS訴訟とは，和歌山市内に住む70歳代のALS患者が，市を相手に，介護保険と障害者自立支援法を合わせて1日24時間の公的介護を求めた訴訟である．原告は，定年退職後にALSを発症し，提訴時には気管切開下で人工呼吸器を使用していた．痰の吸引や呼吸器の管理のため，24時間介護が必要であったが，同居する妻も高齢で，足も不自由なため夫の介護を行うことはできなかった．しかし，市は1日あたり12時間の公的介護しか認めておらず，妻が残る12時間を連日介護しなければならない状況であった．実際には，見るに見かねた介護事業所がやむなく無償で介護を提供していた．2012（平成24）年4月25日，和歌山地裁は，市に対し1日21時間を下回らない公的介護を義務付ける判決を言い渡した．

上記の判決は，いずれも，障害の内容，程度は人によって千差万別であるから，1人ひとりの事情に応じて個別に介護支給量を決めるべきであるという考え方（いわゆる「支給量の個別即応の原則」）を採用している．また，個別に介護支給量を定める際の視点として，市町村の支給決定が障害者の「自立した日常生活又は社会生活を営むことを困難とするものであって，障害者自立支援法の趣旨目的に反しないかどうか」という観点を重視している．このように，障害者が個別事情に応じて，地域で自分らしい生活（＝自立生活）を営むだけの介護支給量を受けることは，法的な権利として裁判所も認めるようになっ

ている．

● 人工呼吸器装着に関する意思決定支援と公的介護保障

人工呼吸器装着の判断を左右する公的介護保障

　障害があっても，公的介護を受けながら地域で自分らしい生活を送ることは法的な権利であるが，残念ながら現在の日本では，全国どこでも十分な公的介護が保障されているわけではない．そして，公的介護や在宅支援体制の有無によって人工呼吸器装着に関する当事者の意思決定が左右されている現実がある．ALS患者が呼吸不全になった段階で，気管切開をして人工呼吸器を選ぶ割合は3割程度と言われている．ところが関西地域のある病院では，医師，看護師，理学療法士など12職種によるケアチームを結成し，在宅支援体制の整備やレスパイト入院を充実させるなどの条件を整えたところ，約9割の患者が人工呼吸器の装着を希望するようになった．

　また，京都府内のあるALS患者が，人工呼吸器を装着するかどうかの決断を迫られていた．この患者は当初，「介護負担が重くなったら家族に迷惑がかかる，長時間の介護が保障されないのなら，呼吸器は着けずに死ぬ」と言っていたが，和歌山ALS訴訟のニュースを聞き，そのような公的介護が保障されるのであれば，ということで人工呼吸器を着ける決断をした．

　実際，筆者らの介護保障ネット（後述）が関わった事案でも，人工呼吸器は着けないと考えていた当事者が，公的介護支給獲得のために弁護団が支援を始めたところ，考えを変えて装着を決断したという事例もある．

　このように，人工呼吸器を装着するか否かの判断を迫られたALS患者は，公的介護を受け得ることを知らなければ，家族に「迷惑」をかけると思ったり，将来を悲観したりして，呼吸器装着という選択に踏み切れない恐れがある．そうではなく，真に自らの意思で呼吸器装着の判断ができるよう，当事者，家族，支援者は，公的介護保障に関する正しい情報を得ておく必要がある．

障害者権利条約批准と障害者法制度改革が在宅介護支援に与える影響

　障害者の権利に関する条約（障害者権利条約）が2006（平成18）年12月に国連で批准された．これは，障害者の基本的人権を尊重し，障害の有無に関わらず共に生きることができる社会を実現するために，在宅支援施策などの措置の実施を各国に義務付ける条約である．日本では，2011（平成23）年8月から，「障害者」の概念を「社会モデル」に転換する障害者基本法改正法が施行された．「障害者の社会モデル」とは，障害者とは，機能障害に起因する社会生活上の制限と社会的障壁（バリア）との相互作用から生まれるものだという障害者権利条約の考えに沿った転換である．

　また，障害者自立支援法は2013（平成25）年4月から障害者総合支援法に変更されたほか，2016（平成28）年4月から障害者差別解消法が施行された．上記の改正障害者基本法は，「全ての障害者が，障害者でない者と等しく，基本的人権を享有する個人としてその尊厳が重んじられ，その尊厳にふさわしい生活を保障される権利を有する」としている．

障害者総合支援法第1条は「障害者及び障害児が基本的人権を享有する個人としての尊厳にふさわしい日常生活又は社会生活を営むことができるよう，必要な障害福祉サービスに係る給付」を行う義務を国・自治体に課している．同法「第1条の2」も，「全ての障害者及び障害児が可能な限りその身近な場所において必要な日常生活又は社会生活を営むための支援を受けられること」とある．

　このように，公的介護を受けることが憲法，条約，各種法規により強く保障される権利であることが改めて確認され，地域での在宅公的介護の権利性がさらに強化されたことは，障害当事者やその家族を勇気づける法制度の進展といえよう．

24時間公的介護保障の広がり

　これまで，24時間公的介護保障を求める活動は，自立生活運動の流れの中で，障害当事者やその支援者を中心に行われてきた．障害当事者は，日本各地に自立生活センター（Center of Independent Living；CIL）をつくり，国や地方自治体に対して介護保障を求める交渉を行ってきた．これにより，障害者に対する公的介護保障は着実に拡大し，障害者が自分らしい生活を実現できるようになってきた．

　もっとも，地域によっては，頑なな行政の対応や，行政との交渉力の差，地域性などから，24時間公的介護保障が依然として認められない地域もあり，大きな地域格差が存在していた．そのような中，前述の和歌山ALS訴訟等の一連の介護保障訴訟判例によって，公的介護保障の法的権利性が裁判によっても明確に確認されたことから，これまで公的介護保障が不十分だった地域からも，地域で自立した生活をする権利の実現を専門職である弁護士に依頼したいという声が次々と上がり始めた．そこで公的介護保障の実現に向けて志を同じくする障害当事者，支援者そして弁護士が，2012（平成24）年，「介護保障ネット」を設立し，弁護士が障害当事者を代理して行政に対し公的介護保障を求める活動をより広く積極的に行うようになった．このような活動が功を奏し，2012（平成24）年以降，これまで1日24時間の公的介護保障が実現されている事例（生活保護の他人介護料を含めて実現されている事例を含む）が1件もなかった都道府県や市町村で，次々と，24時間の公的介護保障が認められるようになった．

　それまで自治体が例えば「重度訪問介護1日12時間，介護保険1日3時間合計15時間程度」を事実上の「上限」として，それ以上の介護給付を長年にわたり頑として認めなかったが，弁護士が代理人として行政に申請することにより1日24時間の介護が給付されるようになったという実例が各地で続々と実現している．

　こうした活動により，2012（平成24）年12月時点では，24時間公的介護保障が実現されている事例が1件もない都道府県は，47都道府県中8県であったが，2016（平成28）年4月現在では，石川県の1県のみとなっている．

●介護保障を考える弁護士と障害者の会　全国ネット

設立の趣旨

　「介護保障を考える弁護士と障害者の会　全国ネット」（以下，介護保障ネット）は，2012

(平成24)年11月30日に設立された障害当事者と弁護士からなる全国規模のネットワークである(連絡先については,巻末資料参照).介護保障ネットの代表は,筋ジストロフィー当事者の野口俊彦と弁護士藤岡毅(東京弁護士会)が共同で務めている.介護保障ネットは,どんなに重度の障害をもっていても地域で当たり前に暮らすことができるよう,地域で介護を受ける権利を確立するための活動をしている.

訴訟前の活動の重要性

和歌山ALS訴訟にしても判決を獲得するまでには,長い年月を要し,実際に訴訟を利用できる人は限られていた.そこで,介護保障ネットは,これら訴訟の経験を基礎としながら,障害者の自立支援に必要な公的支援を裁判ではなく,裁判前の交渉段階で実現することを重点目標として,裁判前に行政と交渉をするための手法の確立及びその実践を開始した.

弁護士が代理人として行政に申請し,交渉することの意味

弁護士は,依頼人の要望を,様々な手法を使用して,相手方に効果的に主張し実現するのが仕事である.これは,障害者が行政に対して,介護保障を主張し実現する場合にも当てはまる.介護支給量の獲得のためには,「ただ要求を述べるだけ」では,行政を説得することは難しい.介護支給量を獲得するため,行政側を説得する論法は何か,行政側はどこに力点を置くのか,行政を説得する資料は何かを考えていく必要がある.この点に,交渉の手法の選択,事実調査,分析,書面作成を得意とする弁護士を利用するメリットがある.

具体的には,介護保障事件に詳しい弁護士が,介護支給の申請(交渉)代理人となり,直接行政と交渉する.そのために,弁護士が,そのノウハウを生かし,介護支給量獲得のための方針を決め,事実の聴取・問題整理・交渉のための資料作成・主張書面等の作成を行っていく.これにより,より効率的かつ迅速に問題解決が図られる.

人材の育成

介護保障ネットは,障害者の介護保障という分野の仕事ができる弁護士を育成し,増やしていく活動もしている.弁護士の中には,介護保障という言葉すら知らない人がまだ多く,人材育成は介護保障ネットの重要な目的の一つである.そのため,介護保障ネットでは,弁護士会員向けの研修や学習会を開催し,獲得した成果やノウハウを共有する活動をしている.

このように,介護保障ネットは,常に障害者の皆様から知識を吸収し,それを生かし,成長し続けるネットワークである.

(藤岡　毅・長岡　健太郎・髙野　亜紀・添田　庸子・國府　朋江)

文献

③レスパイト入院の実際
1) 新井明子:在宅人工呼吸療法を実施している筋萎縮性側索硬化症療養者の介護者休養目的の初回入院導入における看護支援.日本難病看護学会第9巻第3号,194-199,2005.

Part 2　応用編

Chapter 10

当事者・介護者の思い

1 心のケア

● 告知後の当事者の思い

　疾患の進行にしたがい，人工呼吸器（侵襲的，非侵襲的）を必要とする疾患として，パーキンソン病，筋萎縮性側索硬化症（ALS），多発性硬化症，脊髄小脳変性症，筋ジストロフィーなどの慢性神経筋疾患がある．また，事故等で頸椎を損傷し呼吸筋が麻痺した療養者も人工呼吸器を必要とする．

　これらの療養者は，知識や知能にはなんら障害がなくても身体を動かすことにたいへんな不自由さがあり，進行に伴い仕事に就けず，家事や育児など家族の一員としての役割を失ったり，さらに食事や排泄など自分自身の世話も他人の手にゆだねたりすることになり，半ば自律性が失われ精神的にもたいへんつらい思いをすることになる．

　またこれらの疾患，障害は根本的な治療方法が未開発であるために，一部の治療を除いては，医療機関への入院の対象にはならない．そのため，診断治療や療養の過程においては入院することなく，外来通院をしながら自宅で療養生活を送ることになる．療養者の多くは病気の進行への恐怖や身体不動によるストレス，孤独感など多くの解決困難な悩みを抱えたまま家庭内で過ごすことが多くなる．

　ここでは，難病という病気に罹患した療養者が，病名を告げられた時の気持ちやその後どのような気持ちで過ごしているかということについて，調査結果をもとに説明する．

「ショック」「どうして」という気持ち

　病名を聞いた時の気持ちは，「ショック」や「つらい」，「目の前が真っ暗になった」「頭の中が真っ白になった」「ガーンときてショックを受けた」などのような，強い衝撃と落胆の感情を持つことが多いようである．しかし逆に「ピンと来なかった」という療養者も多く，難病は希少疾患であるために，初めて聞く病名は医師が説明してもイメージが形成されにくいようである．告知を受けて病院から戻る途中，「本屋に寄りどのような病気か知ってビックリした」「息子がインターネットで調べて家族でショックを受けた」など，医師から告げられただけでは実感がもてず，自分で調べて初めてショックを受ける療養者もいるようである．また「どうして私だけが」と悲しみや怒り，孤独感などを含んだ「なぜ私だけがこんな悪い病気になってしまったのか」「なぜよりによってめったにないこんな病気

に，私がなってしまったのか」という気持ちになる．

　このように，病名告知を受けたその日から何度も病気のことを反芻しては考え，逆に「病気のことは考えたくない」と，なるべく考えないようにして病気のことは頭から追い払おうとするが，何が起こるか，今後どうなるかといった「不安」を抱え，「いつも病気のことが頭の中にある」というように，病気のことが常に頭の中に入り込んだ感じでうんざりするような気持ちになる．

「仕方がない」という言葉と前向きな気持ち

　そしていつも病気のことが頭の中にあるうち「しょうがない」「仕方がない」と言うしかないという思いになっている．例えば「絶望感と前向きな気持ちを繰り返しながら今はしょうがないと思う」「なっちゃったもの，しょうがない」「願ったって，しょうがないですもん」「しょうがない，こういうことになるのも，きっと自分の持っているものの結果が，こうやって出てくるんだからって受け止めなきゃいけないし，人のせいにできるもんじゃないし，病気はね」「もうしょうがないと思ってるんですよ．この病気とね，生活するしかないんです」など，多くの療養者が「仕方がない」「しょうがない」という発言をする．

　このような「しょうがない」「仕方がない」は，難治性の病気の療養者だけではなく，私たちもよく口にする言葉である．それは「あきらめ」「開き直り」「絶望」などの感情を含み，大辞林（三省堂）によると，①他に良い手段がない．やむを得ない，②あきれるほどひどい．手に負えない，という意味を持つ．厄介な手に負えない病気になってしまったものはやむを得ないと考え，「仕方ないよ」と繰り返して話すことによって，治せないのだから治ることはあきらめて，治ること以外の出直しの覚悟を示す感情を表現していると考えられる．それは病気や障害の受容でもなく，完全な否定でもないと思われる．自分のこととして引き受けざるを得ないという，病気や障害の自己同一化の一つの表現と考えられる．すなわち「仕方がない」「しょうがない」を繰り返すことは，停滞した気持ちを何とかしようという次のアクションの可能性と考えることができる．

　また，病気については，「治らない」病気ではなく，医師でも（あるいは今の医学でも）「治せない病気」であると考えている．さらに「仕方がない」「あきらめている」と思いながらも，半面「いつか治るかもしれない」あるいは「いつか必ず治る」と考え，「まだ死ねない」「気力でがんばる」「怖くない」などという前向きな強い気持ちも同時に持っている．

心のケアを行う時の壁

　神経難病に限らず，どのような病気でも，病気は痛みや苦痛，障害をもたらし，健康であるだけで幸せと思うように，病気になった療養者に対して介護者，医療者，家族はなんと慰めてよいのかわからず，そのことがかえって本人に疎外感を味あわせることになる．

　人によっては「余計な慰めはいらない」と考える療養者もいるし，「慰めて，がんばってとエールを送ってほしい」と思う療養者などいろいろタイプがある．介護者や家族は病気の本人の悩みを前にして声のかけ方にすら迷うようになるが，知的レベルも保たれ常識的で良識的な方が多いので，おたがいに落ち着いた環境で話し合う時間をとって，きちんと

「気持ちや考えていること」を聞くと，答えたくなければ「今はちょっと話せない」と言ってくれる．

また看護師や介護者は身体の障害がある療養者に何と話しかけてよいのかわからず，子どものように話しかけることがある．例えば「お薬をお口に入れますよ」「手をきれいにしましょうね」などである．相手は大人であることを忘れず，言葉の使い方を変えることも必要である．

子どもの介護の特徴

介護は旧来女性の仕事であり，介護は妻や嫁の立場の者が担うという考え方は，男性社会では当然のこととしてあまり問題にはされてこなかった．しかし，戦後，家族制度の崩壊や，女性の高学歴化，社会進出によって介護環境の改善が求められるようになり，脳卒中の後遺症や認知症の患者を介護する家族の負担に関する研究が数多くなされた結果，日本でも介護を家族（特に女性だけ）が担う社会から脱却するために，介護の社会化を目指して介護保険制度が2000（平成12）年に成立した．

一方で，日本は2014（平成26）年度には高齢化率が26％を超え，高齢者が高齢者を介護するいわゆる老老介護の家庭内介護が多く，在宅での生活が早々に破綻するケースが増えている．

このような中で要介護者の子ども世代が介護の担い手となり，特に神経難病療養者のように医療的なケアが必要となると，以下のような背景から娘が介護者として立ち上がることがある．

娘は母親なり父親と強い感情で結ばれているために，在宅療養の継続や，胃瘻や人工呼吸器の装着等，その決定に関与し，「お願いだから（呼吸器を）つけてくれ」と親に頼み，「私が看るから」と，説得して全面的に親の介護を引き受けていることが多い．すると，子どもが主体となって親の人生を先導しているため，「親が後悔しないための努力」も続けてしまう．それは，子どもが（自分が）親の犠牲になっていると親が思って苦しむことがないように，さらに親が生きていることを後悔しないように，自分の生活を度外視しても献身的な介護をしながら，自分自身もちゃんと生きるようにして，負担感を親の前では見せないようにする，ということである．

介護は完成され，親離れ子離れしてお互いが自立するはずの世代になっても親子の密着は強くなり，子どもは幸福感さえ覚えるという．

しかし，若い世代の子どもの介護が老老介護と異なるところは，まだ体力も知力も適応力も十分ある若い世代であるために，子ども自身の気力が限界であると考えても「子どもはしっかりしているから」とそこに風穴を開けることなく，ケアチームが文字通り見守りの体制になってしまう．

家族以外の介護を療養者が好まない時

療養者本人が身体の異変に気づくとまず相談するのは医療者ではなく家族である．その異変が気のせいではなくなると家族は療養者本人と共に病院に行き，そして共に告知を受

ける．家族はいつも療養者本人に寄り添い，療養者本人の手足となって，彼/彼女が動いていたならやっていたであろう行為を，彼/彼女の指示がなくても行う．このような家族の中にヘルパーや看護師が家族のレスパイトや家族の就労のために療養者本人の介助に入るのはお互いに大変であり，不安なことである．

例えばヘルパーが身体の向きを変えようとする時に本人が「こうしてもらいたい」という方法や癖は初めての介護ではわからないし，わかったとしても家族と同様にできるとは限らない．その人に合った方法や癖は，本人やいつもケアをしている人に細かく教えてもらわなければできないことである．これは看護師も同様である．一方，病気が発症したころからいつも介護をしていた家族は，本人が何も言わなくても自然にできることである．すると家族は，慣れないヘルパーや看護師に細かく指導するよりも，自分でやってしまったほうが気楽で，本人にとっても安楽なため，家族もますます手際よく介護をこなすようになり，本人も家族の介護が一番いいと考えるようになる．こうなると，療養者と家族の結びつきがますます強くなり，看護師もヘルパーも手を出しにくくなる．療養者は常に家族にそばにいてほしいと強く願い，家族は療養者のために自分の時間を持つことができず，介護負担感と閉塞感が増大してゆく．

療養者と家族には，少しだけ介助が必要という早い時期から，介護の主体は家族ではなく，ヘルパーや看護師などの外部資源を活用するように働きかけ，家族は他人に介護を任せることに早い時期から慣れてもらうことが，長期間，家族が共に生活してゆくためには大切であると考える．

（小長谷　百絵）

2 介護者からみた日常

● 人工呼吸器を着けて生きることを支援する

ある日の人工呼吸器のトラブル

機器類は正常に作動していることが普通だが，時折いろいろなトラブルが起こるものだ．

人工呼吸器装着の50代のALS患者，Aさん（女性）宅のすぐ近くに私たちの事業所はある．Aさんは人工呼吸器をはじめ，吸引器や衛生材料などの物品に囲まれて生活している．ご主人は勤めており，昼間は実母がお世話をされている．

訪問入浴サービスの最中に呼吸器の低圧アラームが鳴り続けている，とお母さんが駆け込んでこられた．

「お風呂の最中に青くなってます！」

行ってみると室内は呼吸器のアラームが鳴り響いて，入浴サービスの看護師がアンビューバッグを押している．痰の音がしていて口からも吹き出しているが，入浴スタッフは看護師を含めて吸引はできないことになっているそうである．お母さんも動転している．Aさんのお母さんに確認しながら吸引してみる．気持ちがいいくらい痰が引けて，「よく出ましたね」と一緒に喜びたいところだが，Aさん本人も大きく目を見開いたまま．低圧アラ

ームということは,「空気がどこかで漏れている」ということかと考えながら,回路を一通りたぐって,外れていないか確認してみる.呼吸器のウォータートラップのふたに触れてみたが,しっかりはまっている.Aさんがまだ浴槽の中なので,ベッドに戻っていただくことになって,入浴スタッフがタオルにくるんでAさんをベッドに移す.

　往診の医師にお母さんが電話をし,すぐに往診してもらえることになった.医師が到着してウォータートラップのふたを外して閉め直すと,アラームは鳴り止んだ.皆がいっせいに安堵のため息をついたのがわかった.入浴の看護師が「すみません,私が閉めたのが甘かったんです」と叫んだ.

　1年後,またAさんのお母さんが走ってこられて,「呼吸器のアラームが止まらない」と言う.電話を転送し,事務所の鍵を持って走っていく.ヘルパーのOさんが蘇生バッグ(アンビューバッグ)を押しながら恐縮している.呼吸器の低圧のサイン,アラームが鳴り続く.あちこちの接続を触っていると,換気量は普通に戻ったがアラームが止まらない.この間にOさんが吸引をする.回路のあちこちの接続を確かめて,ウォータートラップのふたもいったん開けてから閉め直してみる.Oさんが呼吸器の蛇腹に沿う呼気弁などの細いライン3本を呼吸器本体に差し直した途端,アラームは止まり,警告も消えた.換気量も安定している.振動で接続が緩んだのだろうか.

　Oさんは患者さんに「大丈夫ですよ」と話しかけて安心してもらう.

　人工呼吸器を装着している患者さんの自宅でも,また入院中でも,呼吸器のトラブルは頻繁に起こっているに違いないが,特に在宅では日々のトラブル対応には,家族だけでは絶対に手が足りない.そこで介護保険の制度や特定疾患医療,障害福祉の各制度を使って,家族がいてもいなくても,さまざまな支援が必要とされて提供されている.

24時間介護の意味

　夜中に騒ぐ人は嫌われる.呼吸不全の症状が起きた時から,夜は患者にとって恐怖そのものである.家族は眠りたいのに,患者は苦しくて身体を横にすることもできない.疲れ果てて眠りに入った途端,一瞬首を絞められるような窒息を感じて,家族を呼ぶ.何度呼んでも,疲れて寝入った家族は起きてくれない.すると心がすさんできて,「殺す気か」と家族をなじったりする.家族は,「自分が倒れるか,患者が先か,どっちか」と考えるようになる.家族には自己防衛本能が芽生え,いままで感じたことのなかった「自分の身体が大事」ということを意識したりするのもこの頃である.家族もケアワーカーも,患者の苦しみを理解しても代わってあげることはできない.患者は家族を道連れにせず,他人介護を育てていくことが大切である.

　人工呼吸器を装着後,家の中が寝静まっていく夜間.目がさえて眠れないのは患者だけである.睡眠薬や安定剤は呼吸抑制を誘うからと使用を控えることが多いが,人工呼吸器を装着すると呼吸低下の心配がないので,睡眠薬を服用する患者が多くなる.それでも,患者は眠れない.服用の効果で眠っても,すぐに目が覚めてしまう.そして,呼吸器の作動音を聞き,痰のたまり加減も考えながら,次に家族を起こす時間のことを考え始める.

「どうせすぐ起きないから，早めに起こさないと」と考えると，心臓もドキドキしてきて，「こんなに家族が熟睡するようでは，呼吸器が痰の圧力で外れたら，自分は死ぬんだ」と考える．「発病前はこんな人じゃなかった，人間が変わってしまった」と家族が嘆くことになり，患者は「家族は自分の苦しみを何とも思ってない」と，本人と家族との間に大きな溝ができてしまうのである．

　窓に薄明かりがさし込んで，新聞が玄関のたたきに落ちる音が聞こえ，家族が起き始めると，患者はやっと安心して入眠し始める．日中も，マッサージ師が来て丁寧に四肢をほぐしてくれている時間や，訪問入浴の後など，「こんなに寝たら夜は寝ないだろう」と心配するほど，昼夜逆転して眠っている人もいる．患者と家族は，人工呼吸器の安全性を交代で確保しているのではないかと思うほどである．夜間の介護を他人に頼む必要があるゆえんである．

　それでも家族の介護に固執する人はいる．特に男性が多く，妻に，24時間介護を強いているわけではないのだが，昼間は介護や看護の誰かが訪問するからその時に家族は眠ればいいのだと本人は考えている．しかし，昼間も家族の仕事は結構多い．内科，皮膚科，耳鼻科，歯科など多くの科の医師の訪問への対応や，訪問看護師やヘルパーが来れば，患者の言葉を通訳するのに家族は奮闘する．訪問入浴サービスの時には家族も呼吸器を動かしたり，着替え，洗濯物の処理と忙しくなる．朝のゴミも大きな荷物になっている．朝ご飯を普通に食べることさえできないのに，患者さんには目が覚めたらすぐ経管栄養の注入を始める．栄養状態は家族より患者のほうがいいということすらあるのである．

私の介護体験

　私の介護体験は20数年前になるから，二昔も前の話になった．

　ある時，ALS患者の母の呼ぶ声が耳に入って，ガバッと飛び起きて「1回で起きれた！」と自分で感心して言うと，母は「もう30回以上も呼んでる」とかすれた細い声で言った．私は熟睡できたせいか，あとは目がさえて眠れない．いつまでこんなことが続くのだろうと，不安も出てくる．夜間に母に起こされる回数は，症状が深刻になるにつれて増えた．亡くなる数日前からは，30分や15分おきに体位交換が必要になった．のどに唾液が粘り，身体を動かすことでようやく呼吸を確保していたのか，最期の3日間は，水分を少しとる程度で，絶食のまま衰弱していった．私までがフラフラになった．家族が「身体がもたない」と思い始めたころは，患者の体力ももたなくなっている．断片的な睡眠の間に，前年がんで亡くなった父の夢を見た．父は「待ったよ」と言っていた．

　母親の意識は最期まで鮮明だった．死の1週間前，筋力低下で声が出なくなった時，厚紙に50音を書いて，「言いたい言葉の最初の文字は，ア行，カ行……」と特訓を始めた．一文字がわかれば，あとは連想ゲームの要領で「トイレね」とか「反対側を向く，ね」とか用事の内容を聞き取ることができた．あとは，どうにかして栄養をとることができたら，もうちょっとがんばれるかなと，のんきなことを考えていたが，トイレにお姫様だっこで連れていって，帰ってきて母の身体から冷や汗が濡れるほど流れているのに気づいた後，慌ててベッドに移して，往診の先生に来ていただき，数時間心臓が動いていたが，ついに

静かにすべてを終えた．今朝方まで，15分おきの体位交換も，「さっき向きを変えたばっかりやんか」と苦言を言いながら，母にはさからえず，「わがままになったんやろか」と思っていた．母は，静かにくつろいで休んでいるようだった．人工呼吸器や経管栄養を選択する患者を見聞きするようになったのは，それから何年も後のことだった．その後，患者と家族の苦しみは，人工呼吸器や経管栄養の選択肢が加わったことで一層複雑で深刻になってきたように思える．

スイッチの調整困難

　介護事業所から派遣されたヘルパーが，週に何日か ALS 患者の夜勤をこなしているうちに心身の不調を訴えて，次々と立て続けに退職していったことがあった．患者が手足でのスイッチ操作ができなくなり，顔の微妙な動きでスイッチ操作するようになった時期だった．調整が難しくなった．顔にしわがない人はスイッチ操作には悪条件である．時間がたつとスイッチは微妙にずれてくる．「ちゃんと鳴るかな？」と患者も心配で試しコールを頻繁にする．一日中，部屋にコールが鳴り響くようになった．家族もストレスが強くなって，吐き気がしたり，不調を訴えたりした．介護者の子どもは登校拒否になったり，幼児返りをして，母親から離れなくなる子もいた．家族中が浮き足立っていた．

　スイッチの調整や，文字盤の読み取りが困難になる時期には，家族もヘルパーも疲れる上にストレスが重なる．患者がスイッチ操作をあきらめた時から，家の中は表面的には静かになる．家族や夜間介護者は時間おきのタイマーで吸引や体位交換など，必要なケアをするようになる．夜間介護のヘルパーも定着する．家族も，やっと落ち着き始める．

あたたかい掌

　ALS 患者のケアは難しいとよく言われる．ある患者を訪ねると，ケア中の看護師が困った様子で，「頭を右にずらす，と言われるからそのとおりしているのに，何度やっても違うと言われる」と言う．患者の顔を見ると怒っているし，双方とも険悪な雰囲気である．

　ALS 患者のケアで身体の各部の移動の要求は頻繁である．「頭を右に1センチ」とか，「行き過ぎた，左に少し戻す」など，注文が細かいのが特徴である．しかしセンチやミリの問題ばかりではない．動かし方は，"持ち上げて，置き直す" "引きずらない，引っ張らない"．「空気を入れる要領で，そっと置き直す．そうすると OK が出る」とケアに慣れた人たちは教えてくれる．

　一事が万事で，ALS 患者が求めるケアの一つひとつには，理屈があるようである．その理屈は本人の目線で，本人の気持ちで理解しようと努めなければ，いつまでも対立関係は平行線のままである．

　人工呼吸器装着の ALS 患者で，褥瘡ができたとご家族から相談を受けた．今は介護保険のレンタルで褥瘡予防マットも利用できるので，あとはケアの手数をどれだけかけるかにかかってくる．人によって皮膚が特に弱い患者もいる．人工栄養剤だけでは不足する微量金属類（亜鉛など）の摂取も時には心がけないといけない．その上に体位交換が必要であ

る．着衣のしわだけでも褥瘡になるという微妙さ，繊細さは，なかなか理解されない．

「掌を上向けにして，そっと身体とマットの間に差し込んで，ほんの心持ち，持ち上げてください．空気を入れてあげるだけでも効果があります」と，以前，神経内科の看護師が教えてくれたことをご家族にお話しした．

人工呼吸器療養者の例

要子さんの両親は二人暮らしである．母親がALSを発病した時，父親は肝臓障害もあり高齢で，介護はできなかった．最初，ポータブルトイレへの移乗を手助けした父親が，「ほおり投げた」と母親はいつまでも恨んでいた．

人工呼吸器を装着してからは24時間ケアが必要になった．母親の希望は，父親を介護に加えない介護体制をつくることだった．要子さんは家政婦協会に頼んで，登録の家政婦や，看護師，ヘルパーに面接に来てもらい，そして，一晩の夜間介護を頼んだ．三十数人も来たがどの人も母親は気に入らない．夜間介護を頼んだ人たちも，朝になると逃げるように帰っていった．母親は苦笑いしながら，要子さんに「もうあの人は二度と来ないよ」と（文字盤で）言うのである．

要子さんは介護の人集めに行き詰まって，ALS協会近畿ブロックに相談した．ちょうど病院を退職した看護師に，「ちょっとだけ，休養中のウォーミングアップのつもりで手伝ってくれませんか？」と頼み込んで，夜間介護に訪問してもらうことになった．その看護師が中心になって，介護の人づくりが始まった．折しも介護保険が施行され，その看護師と筆者とで介護保険事業所をつくり，要子さんの母親にも早速利用者になっていただいた．

要子さんの母親は手足のだるさを頻繁に訴えた．手足の置き場所がないほど，痛み，だるいと言う．手足を動かして，やっと寝てもらったと思うと，すぐに次のコール．ヘルパーもヘトヘトである．「この人が言うのじゃない，ALSが言わせるのだ」と自分に言い聞かせて我慢したという．

事業所もご家族もヘルパーを探していた．第一条件は吸引をすること，第二に夜間介護ができること，第三は文字盤をとること，第四は（第一に持ってきたいが）人柄である．なかなかいなかった．ケアの質云々よりも，一と二の条件をかなえるヘルパーなら迎えるという状態だった．

やっと探してきたヘルパーは，家族にはごく普通に挨拶するのに，患者本人には挨拶しない人であった．家族がそばにいないと，テレビのチャンネルを勝手に変える，冷蔵庫を開けて，自分の飲食物を出し入れしたり，そのことを患者さんが腹立たしく思って家族に文字盤で告げていることは知らないのである．人工呼吸器を着けていておしゃべりできないと，何も考えてない人のように見えてしまうのか．

ある家族の話では，入院中，最初は患者さんに丁寧に話していた看護師が，症状の進行につれてぞんざいな言葉づかいになり，子どもに対するような言葉づかいになったので，家族は看護師に「私に話すのと同じように話していただけませんか」と頼んだそうである．

要子さんの母親は，血液検査で異常が見つかり，精密検査のため入院することになった．

検査の結果，悪性腫瘍が発見された．摘出手術をするかどうか微妙な状況で，高齢の上に人工呼吸器を装着して，胃瘻も造設している．手術をするべきかどうか迷うところだが，迷わないのがこの一家のあり方であり，手術を受けた．それからやっと退院したのもつかの間，再発し，また入院することになった．娘たちが交代で訪れ，母親と会話を続けている．

　ある時，要子さんの母親に「なんで生きたいの？」と娘の一人が聞くと，「生きてるだけでええ！」と文字盤で答えたということである．

　要子さんの母親は，人工呼吸器を装着した後，家族とケアワーカーを誘ってカラオケに行った．歌えなくても，楽しそうだった．飛行機を見るのが好きで，大阪空港に着陸する前の飛行機が降下する様子を車いすで見に行った．母親にとって，人生は生きるに値するものだったのである．

(水町　眞知子)

文献

①心のケア
1) 石島健太郎, 川口有美子, 橋本 操：人工呼吸器装着ALS療養者を親に持つ介護者の負担感, 日本難病看護学会誌, 19(3)：229-243, 2015.

Column

患者のつぶやき

藤元　健二

　筋萎縮性側索硬化症（ALS）を発症して3年が過ぎた2015年4月，東京ドームでのポール・マッカートニーの公演に行った．彼の来日公演へは2度目だったが，前年の国立競技場での開演直前での中止と，初めての車いすでのコンサート鑑賞という特別な想いでその時を迎えた．

　彼の代表曲のひとつである「Let it be」を聴くことができた．日本語訳は「なすがままに」である．何度も何度も聴いてきた曲であるのに，心への浸透圧が今までとは全く別物になっていた．変わったのはもちろん私の方である．それには2つの理由がある．

　難病患者になり，障害者になり，24時間他者の助けがないと生きていくことができない不動体の自分を，自分自身で受容するのは簡単ではない．しかも進行性で不可逆性の疾患であるため，常に状況の変化に伴って，自分の心の置き所も安定しない．そこに「そのままでいいよ」と存在自体を強く肯定してもらった気がしたのだ．生きることに対して背中を押してもらったのだ．しかも40年来のファンである，まるで生きる世界遺産のような伝説的スーパースターにである．

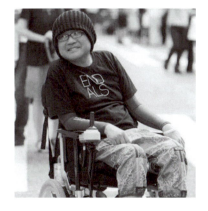

　われわれ人間が，人間として存在するのに，言語と道具の使用は不可避だ．より良く生きていくために，必要であれば生み出して使う．こうした先人たちの努力の結晶のひとつが人工呼吸器である．道具を使ってこその人類である．そのことも再認識させてくれた．

　私は現在NPPVの使用者である．

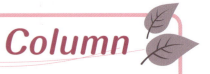

離島の患者

クラウゼ　江利子

　父が2012年の夏，ALSの告知を受けたのち，娘の私は居住先のドイツで情報を収集し，遠隔支援してきた．そして，長期入院を経て24時間の自薦ヘルパー*による介助を受け，家族と暮らしている．

　父の体調の悪い日が続くと，介助も大変になる．そして家族は生きるのも可哀そうに思えてきて，だんだん人工呼吸器に対して否定的になる．生きることを諦めかけていた父だったが，ヘルパーさんたちは，状態に合わせたケアをし，体調のいい日には外に頻繁に連れ出してくれた．

　すると，数ヶ月経った頃だろうか，80歳の父が，ある日，人工呼吸器を着けると言い出したのだ．父はつらい事ばかりじゃない，生きていると楽しいこともあると知ったのだ．

　今思えば，都市部だから恵まれているとか，離島だから恵まれていない訳ではなかった．事業所が多い都市部だから在宅療養がうまくいく訳ではない．肝心なのは，当事者と家族がどれだけ情報収集し，向上心を持ち続けるかだ．するとヘルパーさん達は家族と一緒に育ってくれる．そして無くてはならない存在になり，家族をも支えてくれるようになる．高齢の両親にとって，若い世代と過す毎日は大いに刺激になっている．他人が家に入る抵抗感も過去の話だ．

　ALS診断後，早期に体制を整える必要性を感じていた．先を見据え，同じヘルパーとずっと過ごすには，自薦ヘルパーがいいと知ったからだ．求人採用した7名のうち，3名は無資格未経験者だった．しかし，時間を経て今では関係者にも認められる存在になった．

　ハードルはいくつもあったが，人生最大の勉強をしたと思っている．父には大いに感謝しているし，皆を誇りに思う．

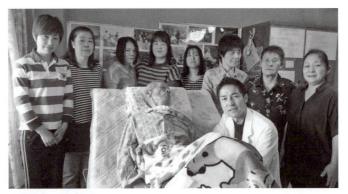

訪問医とヘルパー全員

*自薦ヘルパーとは，主に，無資格，未経験者を当事者が自分で面接し，自分専用のヘルパーに育てていく方法．特にALSの場合，先入観の無い，未経験者の方が当事者の訴えを素直に受け入れてもらいやすい．

Part 2 応用編

Chapter 11 「延命治療」と「尊厳死」をめぐる問題

1 「尊厳死」とはなにか？

●「安楽死」と「尊厳死」は別のものか？

　人工呼吸器の装着・使用は一般に，人工的水分・栄養補給と並んで「延命治療（延命措置）」の代表的なものと考えられている．そして，人工呼吸をめぐる倫理的問題は主として，それをしないことやそれを中止することが死に直結するような場合に，そうした選択や意思決定が許容できるかどうか，許容されるためにはどのような条件が必要であるか，に関わるものである．自力呼吸が困難になったときに人工呼吸器を装着しないことは延命治療の手控え（withholding），いったん人工呼吸器を装着して延命した後にそれを取り外す（スイッチを切る）ことは延命治療の中止（withdrawal，「撤退」という日本語に近い）に当たるが，こうした延命治療の手控えや中止（によって死ぬこと）は，日本では一般に「尊厳死」と呼ばれている．

　よく「安楽死と尊厳死はどう違うのか」ということが問題になるが，安楽死や尊厳死をめぐる世界共通の定義というものは存在しない．概して言えば，安楽死と尊厳死には重なる部分が多く，両者の違いは行為の内容というよりはむしろ行為の目的に関する強調点の違いであるとも言い得る．すなわち「安楽死」という場合には「苦痛からの解放」が，「尊厳死」という場合には「人間としての尊厳」が強調されていると言える．いずれにせよ，それが指しているのはなんらかの形で患者を「死なせる」行為であり，基本的には医師の手によって，救命や延命という医療における通常の目的に反する行為がなされることになるため，それが倫理的に許されるものなのかどうかが大きな問題となる．

　そうした行為の倫理的な是非について検討する場合，もっとも大切なことは，単にその目的や意図（患者を死苦から解放する，患者の人間としての尊厳を守る）を問題にするだけでなく，具体的にどのような行為がどのような状況で行われることについての是非を検討するのかを明確にすることである．こうした観点から，生命倫理（学）ではそうした「死なせる」行為（広義の安楽死）を次の三つに分類した上で議論がなされることが多い．すなわち，①医師が患者に致死薬を注射して死なせる「積極的安楽死」，②医師が患者に致死薬を処方し，それを患者自らが飲んで自殺する「医師幇助自殺（Physician-Assisted Suicide；PASと略されることが多い）」，③延命治療の手控えや中止による「消極的安楽死」の三つである．現在のところ，積極的安楽死が合法化されているのはオランダ・ベルギー・

ルクセンブルクの三国とカナダのケベック州．医師幇助自殺はそれらの国や州に加えて，米国のいくつかの州（オレゴン州，ワシントン州，モンタナ州，バーモント州，カリフォルニア州）で合法化されている．またスイスは（医師に限らず）以前から自殺幇助は合法であり，自殺幇助サービスを旨とする団体が自由に活動している．

さて，日本では，③の消極的安楽死（延命治療の手控えや中止）のみを「尊厳死」と呼び，「尊厳死と安楽死は違う」「尊厳死と安楽死は別のもの」であるとするような理解が広く見られるが，これは尊厳死法制化運動の中心となってきた日本尊厳死協会による独自の用語法であり，日本以外では通用しないことに注意しなければならない．それに対して，②の医師幇助自殺を世界ではじめて合法化した米国オレゴン州（1997年）の法律が「オレゴン州尊厳死法」と呼ばれているように，現在欧米では「尊厳死」という語は②の医師幇助自殺を指すことが多く，場合によっては①の積極的安楽死をも含んで用いられることもある．

●「尊厳死」という言葉の性質

上記のように世界的には，「尊厳死」という語は，延命治療の手控えや中止のみならず，医師幇助自殺や積極的安楽死を含む「死なせる」行為全般にわたって使われている．言葉の成り立ちからいえば，むしろこの方が自然だと言える．「尊厳死」という言葉自体，行為の内容を示すというよりはむしろ行為の目的や意図（＝人間としての尊厳を守るための死）を示す言葉だからである．以下，「尊厳死」という言葉の性質について，やや詳しく見ていくことにする．

まず気をつけなければいけないのは，「死」という言葉に二つの異なった次元・意味があるという点だ．一つはある特定の時点において生きている存在が死ぬという出来事，いわば「点としての死」であり，これは「死亡」と言い換えてもよい．これに対して，もっと時間的な幅をもったプロセス，そう遠くない死を覚悟して最後の人生の時間を生きるといったことを指す際には，場合によっては数年にわたるような時間の幅で「死」という言葉が使われることもある．ある人の死について「その人らしい死」とか「納得できる死」といった言葉が使われる場合，そこでいう「死」は死亡の時点ではなく，こうした「プロセスとしての死」を指していることが多い．すなわち，そこで問題になっているのは死（死亡）に至るまでの時間をその人がどのように生きたか，ということだ．

「尊厳（ある）死」の「死」が後者すなわち「死に至るまでの時間を生きるプロセス」を意味するとするならば，「尊厳をもって死ぬ」ということは「死に至るまでの時間を尊厳をもって生きる」ことであり，もはや治癒や回復が望めず，近い将来の死が避けられない人々にも，そのように最後まで「尊厳をもって生きる」ことを支える医療やケアが求められていることになる（1981年の世界医師会総会で採択されたリスボン宣言にあるような「尊厳をもって死ぬ権利」などはこうした意味に解するべきだろう）．こうした意味における「尊厳（ある）死」を否定したり批判したりする人はいないに違いない．

しかし，「尊厳死」という言葉でその是非が論じられているのは，もちろんこうした意味での「尊厳（ある）死」ではない．むしろ，そこで主張されているのは，「尊厳のない状態

で生きている（生かされている）」人を「死なせる」ことによってその尊厳を守るということ，いわば尊厳のない「望ましくない生」の代わりに「よい死」を対置し，その人を死なせる（死亡させる）特定の行為によって「尊厳（ある）死＝よい死」を実現するということに他ならない．ここで注意しなければならないのは「尊厳死」という響きのよい言葉には，その具体的な行為に対する賛否以前の段階でそれが「よい死」であるというイメージがはじめから植え込まれているということ，それは避けるべき「尊厳のない死＝悪い死」のイメージとセットになっているということである．もちろん同じことは「安楽死」についても言える．「安楽死」とは単なる「安らかな死」ではなく，安らかには死ねないような状況のもとで死をもたらす特定の行為によって「安らかな死＝よい死」を実現するための具体的な行為を指すからである．もっとも，「安楽死」の場合，その対極にある「安らかでない死＝耐えがたい苦痛に満ちた死」についてはある程度具体的で共通したイメージを思い描けるのに対し，「尊厳死」の場合，その対極にある「尊厳のない死」とはどのようなものかについては非常に曖昧で主観的であると言わざるを得ない．それゆえ，「安楽死」に比べて「尊厳死」の方がその具体的な行為や対象が曖昧なまま美化され，拡大されやすいとも言える．

●「尊厳死」という言葉に隠されてしまいがちなこと

「尊厳死」という言葉に内包されるこうした性質を認識することで，それが語られる際の落とし穴，すなわち「尊厳死」という言葉が使われることによって，どのような問いが覆い隠され，見えにくくなってしまうのかが明らかになる．それは，少なからぬ人々が「そういう状態で生きている（生かされている）ぐらいであれば，死にたい」と望むような「尊厳の奪われた」「耐えがたい」状況が何によってもたらされているのかという問いである．もちろん，現在の医学ではどうすることもできない病気や病態そのものから生じる身体的苦境が大きな要因をなしていることはたしかだとしても，そこには「変えようと思えば変えることのできる」他の要因も同じように働いていることが多い．患者の苦痛を共感的に理解し，それを緩和するための医療やケア，本当の意味でのインフォームド・コンセントの前提となる医師や医療者と患者や家族とのあいだの十分なコミュニケーションが欠けていることも少なくない．また，ケアの体制が十分でないために，時間をかければまだ自力で経口摂取可能な患者が人工栄養補給を始めざるを得ないこともある．このように，医療やケアの不備や，そうした悪しき医療文化を改善できないでいる社会の不備は，私たちが「悪い死」「尊厳のない死」というイメージで思い描くような死に方の大きな要因をなしているのである．

こうした医療や社会の不備をそのままにしておいて，「死にたい」と言っている人や「こういう状況になったら死にたい」と言っている人を「死なせる」ことがその人の人間としての尊厳を守る唯一の方法だというのは，性急かつ本末転倒だと言わざるを得ない．病いに苦しむ人を「死にたい」と思わせないこと，「死にたい」と言っている人を「（少なくともとりあえずは）生きてみたい」と思わせることこそ，医療および社会におけるケアや支援の本義であるはずだ．「こういう状況になったら死にたい」と言っている人に「そうい

状況でも尊厳をもって生きていけること」「さまざまな支援やサービスが得られること（提供できること）」を保証し，伝えることもまた，「尊厳死」をめぐる議論の一歩手前で不可欠なのではないだろうか．

2 医療は人が生きるのを助け，支えられているのか？

●「延命治療」という言葉を再考する

　「延命」という語は「命（生きている期間）を延ばす」という意味であり，字義通りには「延命治療」という言葉に何かマイナスの含意があるわけではない．ある意味で，「医学的治療のほとんどは延命治療である」とも言える．しかしながら，とりたてて医療について知識や経験がない一般の人々がよく「延命治療だけはやめてほしい」といった言葉を口にするように，「延命治療」という言葉には通常，「悪いもの」「人工的（不自然）なもの」「過剰な治療」といったマイナスのイメージがこめられている．

　さて，「人工呼吸器の装着と使用は一般に『延命治療』の代表的なものと考えられている」と述べたが，実は特定の医療的介入が上記のようなマイナスのイメージを伴った「延命治療」であるかどうかは，その医療的介入の内容によって決まるわけではない．たとえば，次のような事例を考えてみよう．ALSを患い，病気の進行とともに自力呼吸が困難になり，人工呼吸器を装着して生きている人がいるとする．本書にたびたび登場する人たちのように，この人は十分な介護サービスと地域のネットワークのもとで自立生活を送ることができており，さまざまな活動に参加し，進行する病気と重い障害を抱えながらも人生を楽しむことができているとする．この場合，「延命」という語を字義通りの意味にとるとすれば，この人にとって人工呼吸器の装着・利用という医療的介入はたしかに「延命治療」に当たる．この人が人工呼吸器を着けなかった場合（遠からず死に至る）に比べて，数年ないしそれ以上のスパンで命（生きている期間）が延びるからである．ところが，先述のようなマイナスのイメージを含んだ「延命治療」の意味では，この人にとっての人工呼吸器の装着・利用はまったく「延命治療」ではない，ということに注意してほしい．この人にとって人工呼吸器は，視力の低い人が眼鏡をかけるのと同じく，社会のなかで生活し，活動するために必須の補助的なツールであって，そのツールを主体的に使いこなすことで，その人は「人間らしく」生きることができているからである．

　したがって，ある医療的介入が通常の意味での「治療」であるのか，マイナスの含みをもった「延命治療」であるのかは，そこで行われている医療的介入の内容それ自体によるのではなく，あくまでそうした医療的介入が個々の具体的な状況のなかで当事者（本人・家族）の生を支えていると言えるか否かによって決まってくるはずである．しかしながら，もし先に挙げたようなALS患者が，人工呼吸器を装着しつつ24時間介護で自立生活ができるためのサービスやネットワークにアクセスできなかったら，あるいはそういう生活の可能性を知らなかったら，人工呼吸器の装着は「単なる延命治療」になってしまう．ここで重要なことは，このようなケースにおいて人工呼吸器の装着が「単なる延命治療」にな

ってしまうか，それとも「その人が尊厳をもって生きるための支え」になり得るかどうかは，医療の枠組みのなかだけではけっして判断できないということだ．人工呼吸器を着けるか着けないかについての意思決定やその選択のための情報提供が医療のセッティングのなかで行われることを考えれば，そこで必要とされているのは，医療の枠組みの中だけですべてを考えるのではなく，「その人が生きるのを支える」というさまざまな営みの全体のなかで「医療に何ができるのか」を探っていくような姿勢，言い換えれば医療の外側に開かれた医療文化である．残念ながら，全体としてみれば現在の医療にはそうした姿勢が欠如していると言わざるを得ない．

●「治す医療」と「支える医療」

　一般の人々にとって，「医療」とは「病気を治すもの」というイメージが強いだろう．しかし，20世紀後半以降の先進国では，医療の大きなターゲットが慢性疾患に移行し，急性疾患の治療を中心とした従来の医療のあり方（治すことだけを目指す医療，生物学的生命や身体のみに焦点を当てた医療，医師の一方的な決定に基づく医療）は批判にさらされ，患者のQOLや生活・人生といったものへの眼差し，患者の人間としての尊厳や人権の尊重，インフォームド・コンセントや患者の自己決定（権）といったものを重視する新しい医療のあり方が求められてきた．治癒を目標にする医療を「治す医療」，終末期医療やリハビリ医療，障害者医療のようにたとえ治らない患者であってもその人のQOL（生活の質）の向上を目指す医療を「支える医療」と呼ぶとすると，こうした動向は「治す医療」だけではなく「支える医療」の重要性が増してきたとも言えようし，（治るか治らないかにかかわらず）「病気」だけではなく「病人」を見て，その人が生きるのを助け，支えるような医療のあり方が求められるようになってきたとも言えよう．

　とはいえ，現実の医療においては，このような理念や方向性が根づいているとはとても言いがたい状況がある．臓器や組織のレベルよりもさらに下位のレベル（分子や遺伝子）に焦点を当てる医学や，専門分野のさらなる細分化は，むしろ「治す医療」や「身体の部分や特定の要素だけに焦点を当てた医療」の特権化をさらに進めていくような側面ももっている．自然科学偏重の医学教育や医師不足による極度の多忙のなかで，患者を「生活する生身の人間」としてとらえられるような視線を育成することも，そうした患者と十分なコミュニケーションをとることも困難な状況だ．とりわけ，本来は患者が「する」ものである「インフォームド・コンセント（よく知った上での同意）」という言葉が，医師が「インフォームド・コンセントをする」といった主客逆転した形で使われていることが多い日本においては，患者の人権尊重といった意識は薄く，医師が権威をもって上から指示するような医療がまだまだ幅を効かせている現状がある．

　こうした医療文化のなかで，「治す医療」と「支える医療」との間にある種の断絶や溝が生じており，本来は病状の進行や病態によってどちらにどれぐらいの重点が置かれるかが連続的に変わっていくべきものであるにもかかわらず，「治す医療」だけが徹底的に追求された後に「支える医療」に丸投げされるような状況も少なくない（たとえば緩和ケアがしばしば「緩和ケア病棟」や「ホスピス」に特有の看取りのケアだと誤解されているように）．

●「治らない患者」への忌避と QOL の低評価

　一般に医学教育においては,「治す医療」をモデルにしたような問題解決志向が支配しており,問題を解決する介入者としての医師を育てることにもっぱら重点が置かれている.そのため,医師の多くは「答えの出ない(出せない)問題」や医学・医療における既存の枠組みでは「そもそも何が問題であるかが同定できないような問題」に向き合うのがきわめて苦手だ.治癒や回復が望めなくなった患者が医師に「見捨てられた」ような感じを抱く原因のかなりの部分はここにある.医師自身はけっして患者を「見捨てた」つもりではないにしても,やはり自分が「何もしてあげられない」患者の病室からは足が遠のき,医学的介入による効果があり,喜んでもらえるような別の患者に時間を割きたいと思うのも人情としては理解できる.

　こうした「治らない患者」,とりわけ終末期や重度の障害を抱えた患者が生きていくのを支えるためには,医学・医療の枠組みを患者の生活・人生といったものを全体として見つめる眼差しや,問題を解決するというよりは患者と共に悩みつつ,その場で見守り続けるといった姿勢を必要とするが,問題を解決する介入者としての訓練だけを受けてきた医師には,何もできない状況に「無力感」を覚え,その場に関わり続けることを避けようとする傾向も強く見られる.けっして冷淡であったりするわけではなく,むしろ「治す医療」に熱心であり,何とか患者を助けたい,患者の役に立ちたい,と懸命に努力する医師の方が,かえってそうした絶望感は深いかもしれない.

　医師が重い病気や障害をもって生きる人の QOL を過小評価する傾向があること,そのことが医療における障害者差別や,障害のある人の生きる権利を奪うような医師の判断につながっていることについては,すでに多くの指摘がある.その原因としては,医師に人の生活・人生を全体として見る視線や,医療以外の手段も含めてその人の生を支える多様な営みへの知識が欠けていることが大きいだろう.出生前診断で判明した胎児の出生後の病気や障害について医師が説明する際に,実際にそうした病気や障害をもった子どもたちが家族や社会のなかでどのように生きているかを知らずに,医学的な説明(正常からのマイナスの部分)だけで情報提供したとしたら,夫婦の「自己決定」という形式をとりつつも中絶という選択に誘導することになってしまう.

　「延命治療」や「尊厳死」をめぐる意思決定が,このような欠陥をもった医療環境のなかで行われることの危険性もまた同じところにある.現在公表されている日本の尊厳死法案には,対象が「終末期」という限定があるものの,その文章(第五条における終末期の定義)はきわめて曖昧であるし,病気や病態ごとの違いがはなはだしく,統一した「終末期」の定義は困難であることが知られている.そうしたなかで実際には医師による QOL(の低さ)についての評価・判断が「終末期」という表現にすり替わっている場合が少なくないことにも注意しておくべきだろう.

3 「死の自己決定権」という言説について

● 死に関わる自己決定

　本節では，延命治療の手控えや中止（日本でいう「尊厳死」）を肯定する際にもっとも多く見られる根拠としての「死の自己決定（権）」という考え方について，若干の批判的検討を行う．もちろん，「死の自己決定権」や「死ぬ権利」という主張は，「尊厳死」という言葉のきっかけにもなったカレン・アン・クインラン裁判（1975〜1976，植物状態に陥ったカレンの人工呼吸器の取り外しを両親が要求）で問題となった延命治療の中止（消極的安楽死）だけではなく，医師幇助自殺（Physician-Assisted Suicide；PAS）や積極的安楽死の合法化へ向けてさらに進められている．その意味で，「死の自己決定権」という根拠を考察・検討することは日本では「別のもの」とされることが多い尊厳死（延命治療の手控えや中止）とPASや積極的安楽死の連続性を明らかにすることにもつながるだろう．

　まず，医療の場において死をめぐる患者の意思決定や選択がなされる場合をいくつかに分類し，そこにおいて実際に何と何が選択肢になっているのか，それについて「死の自己決定（権）」という言葉を用いるとすれば，それはどういう意味においてであるか，それが治療の選択・拒否をめぐる一般的な自己決定権の範囲として正当化可能かどうかを考察してみたい．

● どこまでが「自己決定」として正当化可能なのか？

　まず，純粋に終末期医療の選択における自己決定だとして肯定できるものを挙げる．たとえば，ある作家ががんの末期で余命は1カ月程度，かなりの痛みがあるが，最後の作品の執筆を完成させるため，痛みは完全にはとれないものの昼間に眠ってしまわない程度のモルヒネの投与を希望するという場合を考えてみよう．これはたしかに「自分らしい死に方」を求めたとは言えようが，それは「痛みは完全にとれるが執筆はできない」状態で生きるか「痛みは残るが執筆は可能な」状態で生きるかという「死に至るまでをどのように生きるか」についての選択（先に述べた「プロセスとしての死」についての選択）であり，これに「死の自己決定（権）」という言葉を使うのは，かえって混乱の元になるだろう．

　次に，いわゆる「延命治療」の手控えや中止をめぐる選択を考えてみる．たとえば先に例として挙げたようなALS患者が人工呼吸器装着を拒否する場合を考えてみよう．尊厳死（および）その法制化を肯定する人たちのなかで，それが積極的安楽死やPASとはまったく異質であると主張する人たちはよく，それは積極的安楽死やPASのように「死ぬ」という選択を行っているのではなく，「自然な死を無理に引き延ばすような治療を拒否しているにすぎない」と述べる．これは，高齢者の老化による終末期における延命治療（少しの期間の延命によって本人にはほとんど意味ある生活をもたらさないもの）についてはある程度当てはまるであろうが，装着すれば数年以上のスパンで生きられるため終末期とも言えず，十分に意味のある生活を送れる可能性があるこのケースには当てはまらない．また，こうした選択は「人工呼吸器を着けて生きること」が本人にとって意味があるかどうかに

ついての価値観に基づく「生き方の選択」であり，「死ぬ」選択ではないという正当化もありえる．しかし，延命拒否をしたからといって，本人は「人工呼吸器を装着して生きることには意味がない」と考えていたとは必ずしも言えない．たとえば，人工呼吸器を装着して生き生きと活動しているALS患者のことをまったく知らなかったのかもしれない．知ってはいたが，そのような生活を支えるためのサービスやネットワークが得られなかったのかもしれない．もちろん，そうした事実を知っており，サービスを受けられる状況にあったとしても延命を拒否する人はいるだろう．「自己決定だから」と正当化すると，そうした情報やサービスを保証されないまま延命拒否を選択するしかなかった人（言い換えれば意味のない延命か死かを選ばざるを得なかった人）と，そうした情報やサービスを保証された上で（自らの生き方の選択の延長線上に）延命拒否を選んだ人との区別はつかなくなり，結果的にはそのような選択を迫られる人々を「延命しない」「死なせる」方向へと強く誘導し，その生きる権利を脅かしていくことになる．

　現在日本で本格的な議論になっているわけではないが，医師幇助自殺や積極的安楽死の場合は，はっきりと「死ぬことを選ぶ」という意味での「死の自己決定（権）」が主張される．1997年に医師幇助自殺を合法化した米国オレゴン州，2001年に積極的安楽死を合法化したオランダを皮切りにこうした行為を合法化した国々の現状を見てみると，どんどんその対象は拡大していき，より簡単なプロセスでこうした意思決定の自発性ないし任意性が確認されることで重い決定についての躊躇が消え，文字通り「命」が軽くなっていく滑り坂（slippery slope）が起きていることがわかる．こうした意味での死の自己決定権を主張する人々は「死にたくない人は死ななければよいだけの話だ」と言うが，「死にたい」と言っている人が自ら死を選ぶことを権利として認めるということは，「そうした状態になったら死にたくなって当然だ」という暗黙の公共的価値判断（生きるに値する生／生きるに値しない生という線引き）を含んでいるとともに，「死にたい」と言っている人が死にたくならないような別の道がないのかを共に考え，支え合うことを放棄するような社会を肯定することになりかねない．「自己決定」と言いながら，このことは人間らしく生きるための支えを強く必要としている人々（重い病気や障害をもった人）の生きる権利を奪っていくことになる．

●「尊厳ある生」を支える医療や社会

　ここでは論じることができなかったが，近年，「死の自己決定（権）」という主張と並んで，それと相補うような形で，医師の判断で延命や救命を行わずに人を死なせることを正当化する「無益な治療（無益性 futility）」論が急速に浮上している．たとえば認知症の高齢者や重症障害のある新生児などが，その病気とは直接に関係のない疾患で生命が危ぶまれるが，治療（延命というよりは救命）すれば回復するような状況で，治療をしないという決定が正当化されるようになってきている．そうした病気や障害がない人の場合であれば確実に救命のための治療が行われるような状況で治療をせずに死に至らせるこうした決定は，明らかに「生きるに値する生／生きるに値しない生」についての第三者による値踏みを伴ったものであり，こうした人々の生きる権利を露骨な形で奪うものである．医療に

おいて医師の主導権が強く，患者の「自己決定」の意識が薄い日本では，むしろこういった形での「死なせる」決定が「尊厳ある死」や「安らかな看取り」といった美名のもとで先に浸透していく可能性があることは注意しておいてよい．また，日本の尊厳死法制化推進論者たちは「尊厳死」があくまで患者の意思（自己決定）に基づくものであることを強調するにもかかわらず，法制化による医師の免責の必要性が語られる際には，患者の意思ではなく一人の医師が独断で人工呼吸器を取り外した射水市民病院の事件（2006 年）がよく取り上げられるのも不思議である．

いずれにせよ，日本には患者が尊厳をもって「生きる」権利を保障する法律もない．私たちのが尊厳ある生を支えられていない医療文化のもとで，治すことのできない患者に向き合うことに無力感を覚え，重い病気や障害をもって生きる人の QOL を低く評価しがちな医師たちによる情報提供だけに基づいて「尊厳死」を語るのは危険である．「尊厳死」が語られ，「いかに死なせるか」が語られる前に，文字通り弱者が切り捨てられようとしていっている殺伐とした世界のなかでいくらそれが不可能な夢に見えようとも，私たちの「尊厳ある生」を支えられるような医療や社会についてもう一度思いをめぐらし，私たち一人一人にできることはないのかを考える必要がある．そのためのヒントは本書にたくさん詰まっているはずだ．

文献

1) 安藤泰至：「尊厳死」議論の手前で問われるべきこと．SYNODOS（シノドス）2015.6.30. http://synodos.jp/welfare/14486
2) 安藤泰至：医療にとって「死」とはなにか？．シリーズ生命倫理学 4　終末期医療，安藤泰至・高橋 都責任編集．pp.1-19. 丸善出版，2012.
3) 横内正利：高齢者における終末期医療．同書．pp.59-74.
4) 高橋　都：医師が治らない患者と向き合うとき―「見捨てないこと」の一考察．同書．pp.211-225.
5) 安藤泰至：死生学と生命倫理―「よい死」をめぐる言説を中心に―．死生学〔1〕，島薗 進・竹内整一編．pp.31-51. 東京大学出版会，2008.
6) 中島みち：「尊厳死」に尊厳はあるか―ある呼吸器外し事件から．岩波新書，2007.
7) 香川知晶：死ぬ権利―カレン・クインラン事件と生命倫理の転回．勁草書房，2006.
8) 児玉真美：死の自己決定権のゆくえ―尊厳死・「無益な治療」論・臓器移植．大月書店，2013.
9) Alicia Ouelette：Bioethics and Disability, Toward a Disability-Conscious Bioethics, Cambridge Univ. Press, 2011.／安藤泰至・児玉真美訳：生命倫理学と障害学の対話―障害者を排除しない生命倫理へ．生活書院，2014.

（安藤　泰至）

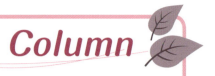

クリスマスに逝く人は

川口　有美子

　昨年のクリスマスの午後5時に池田由実さんが亡くなった．訃報を聞いて旅先から慌てて訪問した．彼女の夫が「今亡くなりました」と電話してきたのは，入院していた病院からだったが，午後6時半には自宅に戻っていた．霊安室に安置する間もなく，病院に置き去りにするつもりもなく，夫は妻の遺体をいつもの車いすに乗せて，病院の表玄関に横着けした自家用ハイエースに乗せて，退院するようにして帰宅していた．通常ご遺体は病院正面玄関ではない別の出口から搬出されることになっているが，見送りの看護師たちの配慮もあり，そのような「退院」が実現したのだと聞いた．

　急変の原因は3日前の十二指腸のねじれ，イレウスによる便秘．入院して鼻からチューブを入れて汚物を吸引していたところ，食道から気管に溢れて一瞬にして肺を侵した．イレウスはALSにはよくある話だが，そのような処置の仕方には疑問が残った．でも「うだうだ言ったって」と夫はクレームを控えた．由実さんを見送る時が来たのだと悟るしかなかった．

　ご自宅に伺うと，玄関からすぐ入った部屋の右側にベッドがあり，由実さんが眠るようにして居た．奥の台所では背の高い長男が黙ってお皿を洗っていた．その下の長女はせっせと部屋を片付けていた．二人とも泣いていない．これからはお母さんがいない．大人にならなきゃという覚悟が二人の動作ににじんでいた．夫の姿は見えず，どうやら隣の実家に行っているらしい．由実さんの介護バイトをしていた若い女の子たちが次々に到着し，由実さんに声をかけては台所に入っていき，通夜の宴の準備を手伝っていた．これがこの家庭のいつもの光景なのだろう．一家の中心に由実さんがいて，家族とボランティア学生の共同生活に規律を作ったのだ．たとえ主人公がいなくなっても，いつもと同じように振る舞うことが最高の供養になる．誰も教えなくても介護をしてきた人たちにはそういうことがわかっている．

　クリスマスに逝く人は家族にとってのキリストであった．30代の若年発症はALSには珍しく，家族が破綻してしまうケースは少なくない．結婚して間もない若い夫婦．これから子育てをしながら蓄財もしなければならないという時に，配偶者は介護のために退職を余儀なくされるなど，並大抵ではない不幸に見舞われることになるからだ．

　由実さんの進行は早く，何をどうしていいのかわからず支離滅裂になってしまった夫を10年以上も生きて，支えて，二人の幼子を育て上げさせ，夫が立ち上げたヘルパー事業所の経営を安定させて，一家の家計を救った．自らの介護保障を近隣の人からヘルパーを養成し利用して自社で回す「さくらモデル」の人でもあった．

　通夜はしないという夫に，これが通夜よと私は言った．元ヘルパーや近隣の人たちが続々と集まってきて，ご遺体の周りで酒盛りのようになっていた．部室のような部屋に祭壇は要らない．大勢に愛された患者さんだった．

Part 2 応用編

Chapter 12

ALS等の進行によって生じる倫理的課題

1 ALS等の神経難病患者の幇助死をめぐる論争

　筋萎縮性側索硬化症（ALS）等の重症神経難病は，海外において，積極的安楽死や医師幇助自殺の対象として，社会的議論を巻き起こしてきた．医師幇助死（physician-assisted dying, physician aid-in-dying）すなわち，医師が幇助する死には，医師が致死薬を処方し本人が服毒する医師幇助自殺（physician-assisted suicide），および医師が実施する安楽死（physician-administered euthanasia）が含まれる．

　ごく最近も，ALS患者の死ぬ権利をめぐる論争が展開されている．医師幇助自殺が合法化されている米国オレゴン州が，2016年2月に公開したデータでは，2015年に132人が幇助自殺し，うちALSは8人（6.1％），1998年からの合計では79人（8.0％）であった．ALSがまれな疾患の割には，ALSの幇助自殺者の占める数が多い．幇助自殺の3大原因は「人生を豊かに過ごす楽しみがなくなる」（96％），「自律が損なわれる」（92％），「尊厳が失われる」（75％）であり，ALSの場合，人生を悲観し，他人の世話になることをよしとせず，死を選択する割合が高くなっている可能性がある[1]．以下に，ALS等の患者の幇助死をめぐるカナダ，イギリス，ドイツの最新の状況を概説する．

● カナダ（医師幇助死の合法化の動き）

医師幇助死の合法化

　カナダでは，2016年2月の連邦最高裁判決を受けて，合法的に医師による幇助死を受けることが可能になった．ALSで死ぬ権利を求めながら認められず亡くなった患者の遺族，多発性硬化症患者の家族が原告となって国を訴えた訴訟に対し，幇助死を禁じた刑法は違憲との判決を出したためである[2]．

　カナダ連邦議会の医師幇助死特別委員会は，医師幇助死に関するプレスリリースを行い[3]，70頁に及ぶ報告書を公表した[4]．全ての公的な医療を提供する施設で，例外なく医師が死を幇助すべきこと，医師が信仰上，倫理上から良心的に幇助死を謝絶する場合は，自殺を幇助する他の医師を紹介する義務が盛り込まれている．

　患者の死ぬ権利を尊重し，幇助死のみならず，致死薬を注射する積極的安楽死をも合法化したカナダでは，医師，看護師，薬剤師などの医療者に，医療の一環として，死を幇助する応需義務をもたらした．

合法化に対する医師会の反発

一方，カナダ医師会のキリスト教の信仰に基づく会員は，難病患者，人生の最終段階にある患者への緩和ケアが後退するなどとして，医師幇助自殺，毒物を投与して死を早める積極的安楽死について，医師が依頼を謝絶する拒否権と，自殺を幇助してくれる他の医師を紹介する義務を回避する権利を尊重するように繰り返し主張するなど，医師幇助死の合法化には反発の声もある[5]．

●イギリス（医師幇助自殺法の否決）

イギリスでは，幇助自殺が禁じられており（人を幇助して自殺させた者は，14年以下の拘禁刑），運動ニューロン疾患（motor neuron disease；MND）の患者が，幇助自殺の権利を求めてきた歴史がある．

注目される幇助自殺

イギリス国内での幇助自殺ができない状況下において，近年，スイスに赴き，死を幇助された英国の運動ニューロン疾患（MND）患者が再び社会の注目を集めている．

Jackie Baker 氏は，スイスの自殺幇助組織 Dignitas で，2015年11月に幇助を受けて59歳で自殺した．Baker 氏の実母も，62歳の時に運動ニューロン疾患で亡くなっているという[6]．

2016年2月には，幇助自殺者の死の前後を追ったドキュメンタリー"How to Die：Simon's Choice"[7] が英国放送協会（BBC2）により放送された．自殺を幇助してきたことで著名な Erika Preisig 医師のもとで幇助自殺した Simon Binner 氏をテーマにしたこの動画は，BBC を含め，世界に拡散した．幇助自殺を教唆する画像を公共放送が放映することに関しては批判的な立場もあり，死の瞬間や遺体の映像は編集により放送前にカットされた．

英国老年医学会の医師幇助自殺に対する見解

このような幇助自殺をめぐるラジカルな動きは，2015年の英国会における，医師幇助自殺法否決への揺れ戻しとも考えられる．イギリスでは，余命6カ月以下と宣告された人が，自力で服薬できる場合に限り，処方された薬物により死を選ぶことができるという医師幇助自殺法案を国会で審議していたが，2015年9月に否決された．その理由は，緩和医療学会，老年医学会等の医療専門家が，医師幇助自殺立法化に反対したためである．

以下に英国老年医学会（British Geriatrics Society；BGS）の「医師幇助自殺に関する見解」から，重要な部分を抜粋引用する[8]（表1）．

●ドイツ（自殺幇助法制化をめぐる問題）

ドイツにおける幇助自殺の法律的位置づけ

ドイツにおいて，積極的安楽死は刑法典において禁じられており，6カ月以上5年以下の自由刑が科せられる（第216条）．これに対し，幇助自殺は法律により禁じられてはいなかった．

表1　英国老年医学会（BGS）における医師幇助自殺に関する見解

　BGS会員の医師幇助自殺に関する考え方には幅がある．しかし，当学会会員が患者から「死なせてほしい」言われた経験を分析すると，それは本心から死を望んでいるというよりも，どうか助けてほしい，という切なるメッセージである．時間をかけて患者と語り合い，その願い，心掛かり，恐れについて，本人の言葉に耳を傾けて，個々のニーズに応えようと努めれば，死にたいとは考えなくなる．それが医師として最良の道であり，死にたいという願いに応えて死を幇助することなど論外である．

　国民が医師幇助自殺を求める気持ちの多くは，死ぬまでに時間がかかれば障害が重くなることや，望みもしない負担の大きな医療を無理強いされるのではないか，という不安が原因である．生を引き延ばす医療ではなく，緩和や終末期医療に長けた医療専門職が個々の患者に優先順位をつけ，症状コントロールを中心とした医療に関与することによって，不安の解決が可能である．

　したがって，医師幇助自殺合法化が社会にとって広い意味での利益だとの考え方を，BGSは断固として受け入れない．

　"死を幇助する" という概念は，死に対する社会の態度，さらには医療専門職の態度すら変えてしまうのではないか．意図的に殺すことを禁止し，すべての命がなにより大切という考え方を維持することが肝要である．どのような社会でも，自己決定の尊重には限度というものがあり，社会としての，より大きな善との間でバランスを取る必要があるということを再認識すべきである．

（英国老年医学会ホームページより抜粋，筆者訳）

　一方，ドイツ連邦医師会作成の医師職業に関するモデル規則第16条は，「医師は，自殺幇助を行ってはならない」としている．実際に適用されるのは各州の医師会が定める州レベルの医師職業規則の規定であるが，このモデル規則に従って，17州のうち10州の医師職業規則において自殺幇助が禁止されており，自殺を幇助した医師の免許は剥奪される[9]．

幇助自殺立法化に向けた動き

　ドイツ国内における自殺幇助の件数の増加を背景に，「業としての自殺幇助を禁止するために刑法典を改正する法律案」が2015年11月に連邦議会で可決され，法律は12月に施行された．

刑法典第217条

（1）他の者の自殺の促進を意図して，業として当該他の者に自殺の機会を与え，創出し又は仲介する者は，3年以下の自由刑又は罰金に処する．

（2）自ら業として行為しない者であって，第1項に規定する他の者の家族又は近親者であるものは，関与者として処罰されない．

● まとめ

　諸外国における，幇助自殺の動きを受けて，2016年に「医師は，幇助自殺に荷担せず，幇助自殺に反対すべきである」との論説が発表された[10]．本人の自己決定による意思表示

により，人工呼吸器を取り外して，人工呼吸療法を中止することは，むしろ積極的安楽死に該当する．

　生き続けるためには人工呼吸器が必要な人から呼吸器を取り去ることは，直近の死を結果する．それでも「延命しない」と考えたが「死なせよう」とは意図しなかった，と言えるだろうか．たとえば肺を移植することによって生き延びた人が，その肺を除去するということに近いところがあり，「生命維持の中止」という言葉でくくることは不適切な内容を持ったものだと考えられる[11]．

　また，TLS（Totally Locked-in State）になったら人工呼吸器を外すことは「栄誉ある撤退だ」から，人工呼吸器を外したいとのALS患者T氏の事前指示書を受け取った主治医の論説も注目される[12]．ALS患者・家族の生き方が，生命倫理・医療倫理の教育にいかに有意義であるかについては，拙稿をご参照いただきたい[13]．

2　ALSと認知症やTLS（Totally Locked-in State）について

● ALSと認知症

ALSと認知・行動障害の合併に対する最近の知見

　ALSは，運動神経が選択的に脱落変性する進行性の神経難病であり，最後まで「頭だけは冒されない」と思われていたが，認知障害や行動障害がむしろ高い割合で生じていることが次第にわかってきた．ALSにおける認知症は5〜10％，軽度認知障害は32〜45％に達する．初期に記銘力障害が前景となるアルツハイマー型認知症に対し，ALSにおける認知障害は失語を中心とした言語の障害と，性格変化や行動異常が主体である．性格変化，行動異常は，前頭葉における障害の部位により自発性，発動性の低下をきたす場合と，脱抑制的・衝動的・反社会的行動を示す場合がある[14]．

　ALSとFTDが同一スペクトラムであり，FTDすなわち行動異常型前頭側頭型認知症（bvFTD）が症状として現れる場合の特徴を以下に示す．多様な症状は，大きく2つのパターン「前頭葉・側頭葉の萎縮による機能低下」の場合と「前頭葉から大脳の各部へかかっている抑制が解放される」場合とに分けると理解しやすい[15]．

　特徴的な行動は，表2のとおりである．「前頭葉・側頭葉の機能低下」では，病識の欠如・self-awarenessの障害（⑤）・自発性の低下（⑥，⑧）・喚語困難（⑨）等が当てはまる．「抑制の解放」では，周徊や時刻表的生活などの常同行為（①，②，③），模倣行為や反響言語・強迫的音読などの被影響性の亢進，悪びれない万引きや立ち去り行為などのわが道を行く行動（④，⑤，⑦）等が当てはまる．また，自己および他者の心を読むこと，すなわち他者の心の状態や考え・感情を推測したり共感することが困難になるために，他者との関係を築くことが困難になる[16]．

　ALSでも運動障害や呼吸機能障害では説明できない，無気力および感情鈍麻（アパシー）を主体とした前頭葉由来の行動障害が出現している場合があり，アパシーが予後を規定している可能性も指摘されている．感情鈍麻がある場合，訴えが少なくなり，致命的な状況

表2 前頭側頭型認知症を疑う症状[16]

① 同じことを繰り返す：同じ行動や同じ言葉を繰り返す
② 時刻表的な生活：毎日同じ時間に同様の行動をとり，制止すると怒る
③ 食べ物へのこだわり：同じ食べ物，特に甘いものばかり際限なく食べる
④ 立ち去り行動：周囲の状況に関わらず，突然立ち去ってしまう
⑤ 状況に合わない行動：無遠慮で身勝手にも思える行動をとる
⑥ 無関心：周囲の出来事や自己（衛生，容姿など）へも無関心である
⑦ 逸脱行為：万引きのような反社会的行動，性的な行動などを繰り返す
⑧ 意欲減退：ぼんやりと何もしない，引きこもりが続く
⑨ 言語障害：言葉の意味がわからない，言葉が出にくい
⑩ 記憶障害が軽い：はじめの頃は比較的記憶障害が目立たない
（行動障害や言語障害が目立つ割にはよく解っている）

（大阪市立弘済院　中西亜紀，坂尾恭介，長谷川美智子，北沢啓子　平成18年作成）

に陥る可能性が高まるため，ケアに当たる者は注意を払う必要がある．

　FTDの症状があると，介護者にとって介護負担が大きくなるが，まず，病気を理解することこそが，介護負担を軽減し，より良い介護への取り組み方にたどり着く手立てになる．また，ALS/FTDで，性に関する逸脱行為が，介護者からセクシャルハラスメントとして受け取られる場合があり，注意を要する．

● ALSとTLS

ALSの進行に伴うコミュニケーションの問題

　ALSの進行に伴って運動筋麻痺，認知行動障害等により，コミュニケーションを図ることが次第に困難となる．進行に伴いコミュニケーションが極めてとりにくい状態MCS（Minimal Communication State）から，全随意筋麻痺となり，TLS（Totally Locked-in State；完全閉じ込め症候群，外観上完全な無動状態）に至る患者もある．

　病歴上家族性，もしくは家族性ALSの遺伝子変異があり，かつ急速に進行する場合は，その後の進行も早いという前提に立って，できるだけ早期から意思伝達手段を導入することが望ましい．

　そのため，ALSの進行とともに，やがて全員が完全にコミュニケーションがとれなくなってしまうとの誤解が存在する．確かに，ALS患者で随意筋によるコミュニケーションが全くとれなくなる状態に至る場合があるのは事実であるが，その割合は10〜20%ほどと推定される．日本ALS協会の調査（2013年4月）では，会話可能が28%，一方全くコミュニケーションのとれないTLSは10%であった．

　TLSに至る可能性が高い場合にも，その前に医療者から正しい知識を患者・家族に伝え，患者・家族と支援者との間で密に話し合いを持ち，事前指示書について話し合ったり，コミュニケーションが不能になった後に，医療処置の判断を決定してもらう代理人指定を行うことが重要である．

　今後，画期的なデバイス「HALスイッチ」（仮称）の実用化により，極めて重症のALS患者で随意筋の機能が低下した場合でも，コミュニケーションがとれるようになる可能性が現実化してきており，TLSを回避する方法が大きく変化することが期待される（Chapter 6参照）．

また，介護者と顔と顔を見合わせなければ読み取ることができない口文字や透明文字盤などのローテクな意思伝達手段を早期に習得し，介護者の読み取り技術を高めておくことは，TLS に陥らないために最も有効な策である．介護者との関係が良好であるがゆえに，MCS の状態でとどまり続けている人も少なくない．TLS の発現を遅らせるためには，介護者との日頃の濃密なコミュニケーションが鍵といえよう．

ALS 患者が認知行動障害を有する場合，重度のコミュニケーション障害に陥った場合にこそ，障害者権利条約および，「障害を理由とする差別の解消の推進に関する法律」（いわゆる「障害者差別解消法」，平成 28 年 4 月 1 日施行）に基づいて，特に支援をはかり，差別・不利益が起こらないように十分な対策をとる必要がある．

たとえ TLS に至ってからでも，尊厳ある生が全うできることについては，川口の「末期を超えて」が参考になる[17]．

（伊藤　道哉）

3 遺伝性疾患の人に必要な配慮

● 家族性 ALS の遺伝形式

ALS はほとんどが弧発性であるが，血縁者に複数の患者がいる場合，家族性 ALS（familial amyotrophic lateral sclerosis）と呼ばれ，ALS 患者の中で約 5％は家族性であるといわれている．ALS の発症と関連づけられた遺伝子異常は 50 種以上あることがわかっている[1]．家族性 ALS のうち，約 20％に Cu/Zn superoxide dismutase 遺伝子（SOD1）の変異が報告されており，最も多いタイプ（ALS1）とされている[2]．「遺伝性 ALS」は，遺伝子変異がメンデル遺伝形式をとるものを呼び，一般的には家族性 ALS を意味しているため，本稿では，家族性 ALS という言葉を使用する．

メンデル遺伝では，遺伝形式として常染色体優性遺伝，常染色体劣性遺伝，X 連鎖性遺伝がある．家族性 ALS でもっとも多い ALS1 は常染色体優性であるが，常染色体劣性や X 連鎖性遺伝のタイプも報告されている[1,3]．このように，遺伝性 ALS の遺伝形式は様々であり，各遺伝形式によって次世代に現れる確率（再発率）は異なっている．ここでは，最も多い常染色体優性遺伝について説明する．人は，両親から 1 個ずつ遺伝子をもらう．理論的再発率に基づけば，遺伝子変異があると必ず発症する完全浸透の常染色体優性遺伝の場合，患者である親は染色体の片方に遺伝子変異を持っているため，子どもは性別に関係なく 50％の確率で遺伝子変異を受け継ぐことになる．しかし，家族性 ALS では，遺伝子変異を持っていて実際に発症する確率（浸透率）は明確ではなく，浸透率の低い変異を有する家系では，一見弧発性のように見えることがある[1,4]．発症年齢は 40〜60 歳であり，弧発性 ALS に比べて家族性 ALS では若年の傾向がある．男女比は弧発性および家族性 ALS とも，やや男性に多い（男：女＝1.9：1）．世代を経るごとに発症が早くなる表現促進現象はないと考えられており，家系ごとに，また家系内でも発症年齢や疾患の進行速度にばら

つきがあるといわれている[1].

● 患者・家族にとっての遺伝学的情報・遺伝学的検査の意味

家族性 ALS 家系では，遺伝子変異の有無を調べて確定診断することがある．このような遺伝子の情報は，通常の血液検査における貧血などの検査とは意義が大きく違って，患者・家族にとって遺伝学的検査は大きな意味を持つ（表3）[5,6]．

遺伝学的検査の特徴として，次のことが考えられる．

①検査をして診断が確定できることがあり，発症者の鑑別診断を行う上でも重要な検査のひとつである．しかし，遺伝子の情報は，その個人に固有であり一生変わることがなく，血縁者で共有しており子孫にも伝えられる．そのため，発端者（家系の中で遺伝性を疑うきっかけになった患者）が遺伝性だと確定すれば，血縁者への遺伝の可能性がわかってしまう．

②将来，自分が病気を発症する可能性があることを知った血縁者は，発症前診断を希望するかもしれない．発症前診断で結果が陽性であれば，結婚や就職の際に差別の根拠にされる可能性を秘めている．また，検査するにあたっては予期していない遺伝情報が判明する可能性も否めない．

③遺伝学的検査は，検査をする前にこのような可能性について被検者に説明し，十分な理解を求めることが重要になる．また，結果を開示する際に慎重な対応が必要である．

● 家族性 ALS 患者・家族が抱えている思いとは？

発症した患者の思い

ALS を発症した患者は，自分で呼吸ができなくなる，自分で歩くことができなくなる，自分で食事をとりにくくなる，飲み込みもできなくなる，発語のしづらさからコミュニケーションがとりにくくなるなど，病気の進行に伴って症状による苦痛と生活上の困難を多大に抱える[7,8]．

患者は，発症初期から治らない病気という告知を受け，病気への脅威を感じながら，自分なりに病気について調べたり，立ち向かう努力をしたりしている．そして，病気の進行を生活上の困難として感じながら，胃瘻造設・人工呼吸器装着・療養の場について，'自分の思うように生きたい' という気持ちと '家族に迷惑をかけられない' という気持ちの狭間で揺れながら意思決定をしていかなければならない[9]．

表3 遺伝学的情報の特徴

1) その個人に固有である（個性）
2) 一生変わることがない（不変性）
3) 発症前検査や易罹患性検査に利用される（予測性）
4) 血縁者で共有し，子孫に伝えられる（共有性・遺伝性）
5) 差別の根拠として悪用されることがある（有害性）
6) 予期していない遺伝情報（異なった親子関係など）が判明する可能性がある（意外性）

(柊中智恵子, 武藤香織：難病医療専門員による難病患者のための難病相談ガイドブック改訂2版 第6章 遺伝に関する相談，吉良潤一編集，p.73，九州大学出版会，2011より抜粋)

このような状況の中で，病気が家族性であり，自分だけでなくきょうだいや子どもにも発症の可能性があるとわかったとき，患者は'遺伝性・家族性'という言葉の前になす術もなく立ちすくむだけである．遺伝学的検査を受ける前に，どんなに覚悟を促す説明を受けても実際に結果を知ってしまうと，知ってしまったことへの後悔，子どもへの罪責感，子どもの発症の恐れといった感情が渦を巻く．子どもの結婚や就職に影響があるため，患者は，病気や遺伝についていつ，どのように子どもに伝えるのかについて非常に悩む．

患者の配偶者の思い

　家族性 ALS の家系では，配偶者もある意味'当事者性'を持つといえよう．なぜなら，患者の介護だけでも大きな負担がある中で，常に子どもの発症を心配しなければならないからである．家族性 ALS は，孤発性 ALS に比べて発症年齢がより若年傾向であり[1]，配偶者は患者の介護と子どもの養育を一手に引き受けなければならない．もしかすると，夫／妻だけでなく子どもも含めて，すでに複数の患者の介護をしているかもしれない．

　親族にも患者がいると兄弟姉妹などの親族を頼ることもできず，介護力はさらに低下する．ALS 患者は，進行とともに，発語しにくくなっていくため，子どもへの言語的コミュニケーションは，配偶者に依拠せざるを得ない．つまり，配偶者が子どもへの告知という重責を担うことになる．ALS を発症した患者に対して，介護が必要となることへの苛立ちだけでなく，子どもに遺伝させているかもしれないことへの恨みが募る家族（配偶者や配偶者の父母など）がいるのも事実である．

将来発症する可能性のあるきょうだい・子どもの思い

　ALS 患者を介護しているきょうだいや子どもの中には，自分も将来同じ病気を発症するかもしれないことを知りながら，発症するかもしれないという不確かさや不安の中で介護をしている人もいる．治療法がない進行性の ALS 患者にとって，発症前診断を受けるかどうかの意思決定は大変難しい．「知る権利」や「知らないでいる権利」は，あくまでも自分も発症の可能性があることを知った上での権利のことである．発症前診断を希望する人は，将来の人生設計を確実なものにしたい，子どもへの責任を果たしたいなど様々な思いを抱いている．検査を受けて陰性だった場合は発症の恐怖から解放されるが，きょうだいの中で自分だけが陰性だったことに自責の念を抱く（サバイバーズギルトという）こともある．陽性だった場合には，発症するかもしれないという恐怖を抱えて生きていることになり，将来の人生を悲観的に受け止めてしまう人もいる．

●日本の遺伝医療の現状と遺伝カウンセリング

　近年，医療現場において，'遺伝カウンセリング'という言葉が聞かれるようになった．日本では，以前から'遺伝相談'として保健所でも遺伝の相談を受けていたが，近年では'遺伝カウンセリング'と呼ばれている．

　遺伝カウンセリングとは，疾患の遺伝学的関与について，その医学的影響，心理学的影響および家族への影響を人々が理解し，それに適応していくことを助けるプロセスのこと

をいう．このプロセスには，①疾患の発生および再発の可能性を評価するための家族歴および病歴の解釈，②遺伝現象，検査，マネージメント，予防，資源および研究についての教育，③インフォームド・チョイス（十分な情報を得た上での自律的選択），およびリスクや状況への適応を促進するためのカウンセリングなどが含まれている[10]．

現在，日本には，遺伝カウンセリングを専門的に担当する者として，「臨床遺伝専門医」（医師，2019年6月現在 1,344人）[11]と「認定遺伝カウンセラー」（看護師・臨床心理士・臨床検査技師などが資格を取得している，2018年12月現在 243人）[12]がいる．いずれも日本人類遺伝学会と日本遺伝カウンセリング学会が共同で認定している．臨床遺伝専門医や認定遺伝カウンセラーは，遺伝医療を必要としている患者や家族に適切な遺伝情報や社会の支援体制等を含む様々な情報提供を行い，心理的，社会的サポートを通して当事者の自律的な意思決定を支援する．また，看護の領域でも遺伝の専門家として遺伝看護専門看護師（2019年現在6名）がいる．遺伝看護の専門家として，遺伝的課題を抱える患者と家族に対する心理支援，意思決定支援や生活支援などについて，多職種と連携して支援している．

ALS患者や家族が，遺伝性・家族性であるか不安で悩んでいる時，ALSの遺伝の確率について知りたがっている時，ALSの発症前診断や出生前診断ができるかどうか知りたがっている時，結婚や挙児に際してALSの影響を不安に思っている時，ALSという病気について家族や親族への告知に不安がある時などは遺伝カウンセリングが必要になる．また，上記の情報を確認したい時や最新の診断や治療法に関する情報を得たい時には，専門職でも主に大学病院に設置されている遺伝子診療部に相談することができる．

遺伝子診療部で実施される遺伝カウンセリングは，通常，保険外診療である．費用は医療機関によって様々であり，1回あたり約3,000～10,000円である．初診料と再診料を別途設定してあることが多いため，受診する医療機関に確認したほうがよい．カウンセリング時間は1回1～2時間のことが多い[13]．ほとんどは予約制になっているが，自分で遺伝子診療部に連絡を取ることを躊躇する人も多いため，一緒に調べることが必要になることもある．第三次遺伝カウンセリング（後述）を行っている医療機関については，全国遺伝子医療部門連絡会議のホームページに検索システムがある[14]．

● 医療・福祉の専門職としてできること

2003年にヒトのゲノム塩基配列の解読が終了し，遺伝子の数は約22,000個と推定された．21世紀医療の課題のひとつは，'解明された遺伝子の知識をいかにプライマリーケアに生かすか'だと言われるようになった．全ての疾患が遺伝的影響を受けていると捉えることもできる現代において，遺伝性疾患は特別なものではなく，遺伝についての悩みは決して一部の限られた人たちだけの問題ではない．そのため，遺伝に関する相談は特別なものではなくなってきた．

医療・福祉の専門職は，患者や家族の生活に密着するからこそ，ラポール（信頼関係）を形成して当初の問題も解決し始めた頃になって，遺伝についての悩みを打ち明けられることが多い[13]．

遺伝カウンセリングには，次のように様々な段階があり，臨床遺伝専門医や認定遺伝カウンセラーが行うものだけが遺伝カウンセリングではない．一般外来などで担当医に寄せられる遺伝に関する質問に担当医が対応する一次遺伝カウンセリング，すでに発症している患者への診断のために遺伝学的検査を実施する際に行われる一・五次遺伝カウンセリング，遺伝カウンセリングのトレーニングを受けた担当者が行う二次遺伝カウンセリング（ほとんどの遺伝カウンセリングはこの意味で使用されている），倫理的問題などのために，遺伝カウンセリング担当者の個人的努力では対応困難な事例で，大学病院の遺伝子診療部などで行われている三次遺伝カウンセリング[10]である．大切なことは，相談されたことから逃げずに，相談者の心情の根底にある感情や思いをしっかりと傾聴し受け止めて一緒に考えることである．その上で，必要があれば，遺伝子診療部や遺伝カウンセリング外来と連携をとることも必要であろう．

(柊中　智恵子)

文献

① ALS 等の神経難病患者の幇助死をめぐる論争
② ALS と認知症や TLS（Totally Locked-in State）について

1) Annual "Death with Dignity" report for 2015：http://www.bioedge.org/bioethics/oregon-releases-its-2015-death-with-dignity-stats/11761#sthash.1mGF8P7W.dpuf
2) Carter v. Canada（Attorney General）, 2015 SCC 5：https://scc-csc.lexum.com/scc-csc/scc-csc/en/item/14637/index.do
3) MEDICAL ASSISTANCE IN DYING：A PATIENT-CENTRED APPROACH：http://www.parl.gc.ca/HousePublications/Publication.aspx?Language=e&Mode=1&Parl=0&Ses=0&DocId=8123428
4) Report of the Special Joint Committee on Physician-Assisted Dying：http://consciencelaws.org/archive/documents/2016-02-25-PDAM-Rpt01-bookmarked.pdf
5) Legalised euthanasia：Christian doctors in Canada want 'conscience rights' protected：http://consciencelaws.org/blog/?p=6444
6) http://www.dailymail.co.uk/news/article-3310097/Daughters-face-police-questions-terminally-ill-mother-ends-life-Dignitas-clinic-Switzerland-side.html
7) How to Die：Simon's Choice BBC Documentary 2016：https://www.youtube.com/watch?v=TPkyO69I7As
8) Physician Assisted Suicide：http://www.bgs.org.uk/index.php/specialinterest-main/ethic-slaw-2/4067-position-assisted-suicide
9) 佐藤拓磨：ドイツにおける自殺関与の一部可罰化をめぐる議論の同行為．慶應法学, 31：347-370, 2015.
10) Y. Tony Yang, Farr A. Curlin：Why Physicians Should Oppose Assisted Suicide. JAMA, 315(3)：247-248, 2016.
11) 清水哲郎：医療現場における意思決定のプロセス―生死に関わる方針選択をめぐって．思想, 976：4-22, 2005.
12) 小野沢　滋：患者が医療環境を育てる．日本医事新報, 4766：1, 2015.
13) 伊藤道哉：事前指示による筋萎縮性側索硬化症（ALS）患者の生命維持治療中止に関する調査研究の生命倫理教育への応用．日本医療・病院管理学会誌, 53(1)：53-61, 2016.
14) 渡辺保裕, 中島健二：筋萎縮性側索硬化症と認知症．日本医事新報, 4758：57, 2015.
15) 池田　学：前頭側頭型認知症の症候学．臨床神経学, 48(11)：1002-1004, 2008.
16) 中西亜紀監修, 中村里江, 長谷川美智子編集：前頭側頭型認知症＆意味性認知症　こんなときどうする．第2版, p.2, 大阪市, 2016.
17) 川口有美子：末期を超えて― ALS とすべての難病にかかわる人たちへ―．青土社, 2014.

③遺伝性疾患の人に必要な配慮

1) 新川詔夫監修, 福嶋義光編集：遺伝カウンセリングマニュアル, 改訂第2版, pp.84-85, 南江堂, 2003.
2) 難病情報センター：http://www.nanbyou.or.jp/（平成28年1月5日確認）

3) 筋萎縮性側索硬化症概説　GeneReviews Japan：http://grj.umin.jp/（平成28年1月5日確認）
4) 大原慎司・他：症例2　臨床診断：家族性筋萎縮性側索硬化症．信州医学雑誌，59(6)：454-461, 2011.
5) 遺伝関連10学会：遺伝学的検査に関するガイドライン2003：http://jshg.jp/e/resources/data/10academies.pdf（平成28年1月5日確認）
6) 小杉眞司：遺伝情報の特殊性．遺伝カウンセリングハンドブック，第1版，福嶋義光編集，pp.44-46，メディカルドゥ，2011.
7) 原口道子・他：筋萎縮性側索硬化症療養者の外来における支援課題および看護機能の構造．日本難病看護学会誌，18(3)：185-197, 2014.
8) 牛久保美津子：神経難病とともに生きる長期療養者の病体験：苦悩に対する緩和的ケア．日本看護科学会誌，25(4)：70-79, 2005.
9) 申 于定：ALS患者の病初期における診断・受療過程の体験と看護支援の検討．日本難病看護学会誌，20(1)：26, 2015.
10) 福嶋義光，山内泰子：遺伝カウンセリング概論．遺伝カウンセリングハンドブック．第1版，福嶋義光編集，pp.25-28，メディカルドゥ，2011.
11) 日本認定遺伝カウンセラー協会：http://plaza.umin.ac.jp/~cgc/（平成31年6月19日確認）
12) 全国臨床遺伝専門医・指導医一覧　臨床遺伝専門医制度委員会：http://www.jbmg.jp/list/senmon.html（平成31年6月19日確認）
13) 柊中智恵子，武藤香織：第6章　遺伝に関する相談．難病医療専門員による難病患者のための難病相談ガイドブック．改訂2版，吉良潤一編集，pp.71-90，九州大学出版会，2011.
14) 全国遺伝子医療部門連絡会議：http://www.idenshiiryoubumon.org/（平成28年1月5日確認）

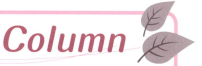

ALS の遺伝学的検査に必要な配慮

伊藤　道哉

　2015年末に米国フロリダ州オーランドで開催された第26回国際ALS/MNDシンポジウムにおいて，ALSの遺伝学的検査について，以下の点に配慮し，極めて慎重に臨むべきであることが確認された．
①ALSの遺伝学的検査は，決して急いで行うべきではないこと．
②ALSの診断確定から3カ月～半年の時間をかけ，遺伝カウンセリングをしっかりと受けながら，患者/家族は，遺伝学的検査を受けるかどうかを慎重に見定めるべきであること．
③遺伝カウンセリング（遺伝性の病気について，患者や家族が診断や治療のことも含めて病気に対する正しい知識を持ち，遺伝のしかたや家族への影響を正しく認識し，それらに基づいた将来へ向けての意思決定を援助する医療行為）は，臨床経験に富む，遺伝カウンセラーおよび神経内科専門医によってなされなければならず，ALSの臨床経験に乏しい神経内科医によって行われることが断じてあってはならないこと．
④遺伝学的検査には，たとえ陰性の結果が出た場合でも，どうして自分だけが陰性であったのかと自責の念，罪の意識にさいなまれるサバイバーズギルトをひきおこす可能性があること．
⑤生命保険加入で不利益を受ける可能性があることを承知しておかなければならないこと．

(The 26th International Symposium on ALS/Motor Neuron Disease. http://www.alsa.org/news/archive/orlando-symposium-122215.html?referrer=http://alexkazu.blog112.fc2.com/ より)

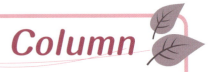

お金の話

土居　賢真

　患者が落ち着いて療養するためには―漠然とした不安―，お金について考えることは重要である．「わかること・できること」から手を付けていきたい．
・身体障害者手帳を取得しよう．⇒税金の控除，交通運賃割引を利用する．
・会社に休職制度はあるか？健康保険組合から傷病手当金はでるか？を確認しよう．
・高額療養費の還付制度を利用する．⇒国民健康保険の加入者が医者にかかり，医療費の自己負担額が限度額を超えた場合，その超えた分を後日戻してもらえる．条件や限度額は様々なので市区町村に照会していただきたい．
　他に意外と知られていない次の3点について述べておきたい．

【1】生命保険は解約せずに，高度障害保険金を受け取ろう．

　生命保険の解約は絶対に避け，経済的事情が許す限り，契約を維持しよう．生命保険は死亡だけでなく，高度障害状態になっても死亡時と同額の保険金が全額支払われるからである．これに対して解約返戻金は，保険金額の3割程度である．高度障害とは就労が困難になった時，被保険者の生活や治療費を補てんすることを目的に付加されている．高度障害保険金の支払いは（特に定期保険），当然生命保険会社側が高いハードルを設けてくるので，発症時期を証明する書類等を揃えるようにしよう．

【2】住宅ローン

　住宅ローンは高額のため，返済期間中に万が一ということが生じうるので，団体信用生命保険が付加されている．これは，住宅ローンの返済途中で死亡・高度障害になった場合，本人に代わり生命保険会社が住宅ローン残高を支払うものである．

【3】障害年金の受給を申請しよう．

　年金というと年をとってから貰うイメージがあるが，障害者になっても障害年金を貰える．発病し病院で診察を受けた日（初診日）から1年6カ月経つと申請できる．これは診断が確定した日ではなく，「何か変だ」と思って診察を受けた日である．

　厚生年金に加入していれば，1級・2級と認定されると障害基礎年金と障害厚生年金が受給できる．老齢年金は加入期間が20年ないと受給できないが，障害年金は加入期間分の平均を計算する形で受給できる．配偶者や子供がいると加算される．失業手当を貰うと老齢年金は支給停止になるが障害年金はならない．なお，障害年金と身体障害者手帳の障害等級は認定基準が異なる．1級になれば国民年金保険料が全額法定免除になる．

Part 2 応用編

Chapter 13

人工呼吸器の決定？

● 答は決まっているのではないか？

　人工呼吸器は着けるものだと私は思う．どうしてか．

　息が苦しくなるのなら，苦しくないようにする．苦しくなった私は，もし言えるなら，「そうします」と言う．言わないでも，できるならそうする．周囲の人たちは，その人が苦しそうだったら，そうする．あるいは言葉が通じるのであれば，「そうしますね」，と言う．

　基本はそういうことではないだろうか．前に付く言葉が「水に溺れてしまって」でも「餅が喉に詰まって」でもよいし，「病気が進行して」でもよい．それだけのことではないだろうか．

　もちろんそれですまないやっかいなことがあるから，やっかいなのではある．実際に着けない人もいる．それは本人が決めることだとか，いろいろなことが言われる．すこし考えてみよう．

　それを短く書いたら以下のようになる．さらに詳しく，長く，いくつかの本に書いてきたから読んでいただければと思う（それで注をつけた[01]）．またここに書いたことを批判したい人もいるだろう．おおいにけっこうなことだ．しかし，ここではごく簡単に，たくさんを省略して書いているから，より詳しく書いた方を読んで，そして批判してもらいたい．

● 特別なことか？

　まず人工呼吸器を着けることは，とてもたいへんなことだと思われている．他方に，そんなにたいしたことではないと言う人もいる．私なら，たいへんなことであったとしても，命が関わっているからには，息が苦しいのはとても嫌であるからには，着けるだろうと思う．それでもたいへんなことでない方がよいにはよい．どうなのだろう．

　たいへんでないと言う人たちは，人工呼吸器は「めがね」のようなものだと，あるいは「ピアス」のようなものだと言うことがある．たんなる道具なのだ，飾りなのだと言う．すると，そのとおりだと言う人と，むっとしたり，ときには怒り出したりする人と，両方がいる．どちらももっともなことだと思う．人工呼吸器はどれほどの機械なのか．

　呼吸は，学校で教わるように，空気を取り込み，空気中の酸素を選んで血液に送り，血液中の二酸化炭素を取り出し，また空気中に吐き出すという過程である．たしかにそれは大きく複雑な過程ではある．筋肉の力が小さくなったために，必要な空気の出し入れが難

しくなっている．人工呼吸器はその空気の出し入れの部分だけを補う．他はやはり肺が行なっている．こういう意味で人工呼吸器は「換気扇」だと言う人がいる★02．たしかに「ベンチレーター」という言葉にはそんな意味があるようだ．（「レスピレーター」という言葉はまた違うようだが，詳しいことは私にはわからない．）このように考えると，そのような道具・機械はたくさんある．メガネはたんなる「レンズ」（目のレンズの代わりをするレンズ）だ，等．

そしてさらに，私たちはもっと複雑な機能を果たしている機械も使っている．例えば人工透析の機械がそうだ．それは腎臓で行われていることを代行している．血液を濾過しているのだから，なかなかに高級なことをやっているとも言える．そしてその機械を使っている人はたくさんいる．そしてそれがいけないことだとは思われていない．

こうして，複雑なことをしているとしても，もっと簡単なことをしているとしても，また大切なことをしているとしても，それほどのことをしていないとしても，道具を使うのはわるいことではない．使えばよい．そして，それらのなかで人工呼吸器は大切なことをしてはいるが簡単な方の機械である．

私たちは，生きていくために必要な多くのものを自分でまかなっているわけではなく，自分で作っているわけではない．そして，「みなさんのおかげで」「自分一人の力でなく」生きていること，様々なものに「生かされている」ことは，私たちの社会ではよいことであるともされている．人工呼吸器を使って生きることもその一部である★03．

そして，人工呼吸器を使う人の多くは，自分自身で努力してもいる．呼吸器の動きに自らの側の空気の出し入れを合わせるなど，それなりの，あるいは相当の努力をし，辛い思いもしている．他方，他の人たちは息をしていることなど意識もしていない．呼吸器の使用者が，機械にしてもらってばかりで，自分ではなにもしていないとなどと思う必要もない．

● 「終末期」ではない

「息が苦しくなったら苦しくなくするのが当然だ」と言うと，餅が喉に詰まったといった突発的な事故であるならそうするべきだろうが，「これは『終末期』のことだ，だから違う」と言われることもある．なるほどとも思う．ただ，この「終末期」という言葉も，なかなかによくわからない使い方で使われている言葉である．普通に私たちが知っている意味では，終末期とはもうすぐに死が訪れる状態ということだろう．難しい意味はない．しかしこの言葉は二通りに使われる．

一つに，なにをしても，命の終わりが来るという時期はある．そんな身体の状態はある．今その人の状態がほんとうにそんな状態なのかどうかの判断は難しいが，その状態にある人に，これからわざわざ身体に穴を開けて機械をとりつけることがよいことであるのか．よいことではないかもしれない．

しかしこれと別にもう一つ，「そのままにしたら」生命が維持されない，という場合がある．例えば呼吸を補助しなかったら，生命を維持できないほど息が弱くなってしまって，死んでしまうことがある．そして，この本が対象としているような，病気で人工呼吸器を

着けるとか着けないという場合の多くは，こちら側である．そしてそれが「末期」「終末期」だとされる．

　しかしこれはおかしい．命を維持するために必要なことをしなければ死んでしまうことはたくさん起こる．事故にあってしまって出血している場合も，様々な重病についてもそうだろう．それは脳卒中かもしれないし，肺炎かもしれない．がんに罹った場合でも，切除すればなんとかなることもある．それらをみな「終末期」だとして，するべきことをしないのはおかしいだろう．ALS等の病気の場合にも同じことである．にもかかわらずそれを「終末期医療の（自己）決定」だというなら，間違いだから正してもらう必要がある．そしてやはり，生命・生活のために必要なことをやってもらうのがよい．

● どんな道具なのか？

　それにしても，メガネなどと比べて，人工呼吸器は大きなものではあるし，おおげさなかたちはしている．呼吸困難になって，気を失い，気がついたら呼吸器を着けた自分がいて，それがとてもショックだったといったことを書いていた人がいる．多くの人にとってそれは見慣れたものではなく，ぎょっとする．「喉元に突きつけられる」というが，そんな場所にそれはつなげられる．手や足に何かを付けることに比べ，目にメガネをかけることに比べ，それは深刻なことのように思える．

　ただなんでもたいがいのことに慣れというものはあるもので，人は新しいものを使うことに慣れてしまう．私は使っていないから，使い勝手のことも，慣れについてもほんとうのところはわからない．しかし使っている人はそう言う．機械そのものはすぐに見慣れるし，人によったら頼もしいものにもなるし，機械を使うことにも慣れていく．そして見る側にとっても，見慣れるということはある．私はそんなに頻繁にその利用者に会っているわけではないが，それでも慣れてしまった．たいていのことには慣れてしまう．慣れるのはよいことばかりではないが，この場合にはよいことである．

　しかし，身体を動かしたり，声を出したりすることが難しくなる等，行動の制約が大きくなるのではないか．これはたしかになかなかにたいへんなことではある．ただこれは呼吸器のためとは限らない．例えば，呼吸器を着ける着けないとは別に，筋力の衰えによって自らによる発声が難しくなることはある．他方で，自ら発声できる状態なら，呼吸器を着けても声を出せることもある．これらについては専門の人たちがきちんと書いてくれるだろうから，これ以上書かないし，書けないが，人工呼吸器はもともとは簡単な機械なのだから，その機械の使い勝手がもっとよくなり，携帯が簡単なものになってほしいと思う．

　より大切なことは暮らしていくその環境だ．実際，人が考えこんでしまうのは，ずっと同じ場所で同じ姿勢で一人でいることを思ったら，それはたいそう辛いだろうということだ．それを慣れてしまえというのは乱暴な話だ．これについては，自分を環境に合わせるのではなく，環境を変えていく必要がある．

　それがどうにもならないなら，その人に「生きていけ」と言うのはたしかに酷なことだと思う．だが「呼吸器は着けない（もう生きるのをやめる）」とその人が訴えるその相手は，例えばその病院の関係者だ．つまり，その人は，「この病院（の私がいる場所）は，死

にたくなるほどひどいところだ」と訴えているのだ．そう言われて，「はい，では死んでください」と答えるなら，それはないだろうと思う．いくらかその生活がおもしろくなるように，退屈でないように，苦しくないように，できることはある．それをせずに，この暮らしが辛いから，これから辛い暮らしが待っているから，生き続けるのをやめるという言葉の通りにするのは間違っていると思う．その前にするべきことをしたらよい．

　身体の状態の変化につれて生活は変わる．できないことは増える．自分でなにかできることは気持ちのよいことではある．しかし，自分で動かすことができないとしても，身の回りの世界はそこにあるし，その様々な様子や変化を受け取ることはできる．その世界がいつもまるきり同じだったら，退屈に違いないのだが，そうでないなら，それを楽しむことはできる．

　その楽しみがそんなでもないという人もいるだろう．しかし，何と比べるかだ．辛いことを減らすことができ，そしていくらかでもよいことがあれば，それは自分がその世界からまったくいなくなるよりはよい．この単純素朴なところから出発して考えたらよいということだ．

●選んで決めることか？

　人工呼吸器を着けるか着けないかはあくまで本人のことで，決めるのは本人だとされる．昔は，医師が，そして家族がどうするかを決めていたのだが，それではいけないということになって，決めるのは本人だということになった．そして，医療者その他は中立がよいという．そしてこれらのお話がわりあい当然のこととして受け止められるようになっていると思う．

　だが，人工呼吸器の場合に，「着けるのと着けないのとありますが，どうしますか？」と聞くのはおかしいと私は思う．

　その一番大きな理由は，これは実際には生きる死ぬを決める場面だからだ．着けるかどうかを聞くのは，生きるか死ぬかを決めなさいということである．そんなことを普通こちらから言うことはない．そんなことを言ったら，相手は自分を攻撃しているのかと思うだろう．そして誰かが「死にたい」と言ったら，あるいは「生きるか死ぬかどうするか悩んでいる」と言ったら，「思うとおりにすれば」とか，そのようには普通言わない．「それはやめた方がよい」と言うことになっている．まず「どうしてですか？」と聞くことになっている．「どちらがよいですか？」と聞くようなことではない．

　そしてこの場合に本人の言うとおりのことをするのは，基本的には自殺幇助である．自殺幇助がよくないと考えるなら，それはよくないということになる．また法律ではそれは罪に問われることになっている．もちろん，現在の法律がどうであるにせよ，自殺幇助がよい場合もあるという，別の考え方もある．だが，すくなくとも着けない決定，はずす決定を認めることは，死を認め助けることであるという事実は押さえておくべきであり，それを認めることは自殺と自殺を助けることを認めることであるという事実を押さえておく必要はある．

　私はどう考えるか．あらゆる場合に自殺を認めないのかと問われると，そうは言えない

と思う．だから絶対反対という立場には立たない．ただほとんどの場合に，それはよした方がよいと思う．死のうという人に，すくなくともそう言うだけは言う．

● 着けることとはずすこと

　人工呼吸器を着けることとはずすことが次のように言われることがある．一方で，着けないことは「（治療の）不開始」であり，積極的な行為ではない．だから，殺すことではないし，自殺を助けることではない．それに対して，いったん着けた呼吸器をはずすのは積極的な行為であり，殺人，自殺幇助ということになる．すると後者はだめだが前者は許されるということになる．そこで，一つ，はずす／はずさないの手前で着けることをしないようにするということが言われる．着けてからはずしたくなっても，はずすことはできないのだから，最初から着けないことにするというのだ．こうして早くに亡くなる．そしてもう一つ，（着けることを容易にするためにも）はずすことが認められるべきだとされる．

　しかし，両方はたしかに違うが，決定的には違わない．

　違いがないわけではない．はずす場合には，すぐに命が終わってしまう場合が多いだろう．他方，着けない場合にはそうでないこともある．死が確実であることを人はみな知っているが，その時が確実にわからないから人は平静を保っていられる．確実に命がなくなるのを予知してしまうことはとても怖い．だから，その差は時には大きい．

　しかしこのことを別とすれば，基本的には同じであるということはわかっていた方がよい．一方は自殺幇助であるからだめで，他方はそうでないからよい，捕まらないという主張もあるが，これは間違っている．どちらも，きつい言い方と思われるかもしれないが，自殺幇助である（スイッチをオンにしなかったら死ぬことがわかっているのにそれをしないことと，スイッチをオフにしたら死ぬことがわかっていることをするのと，決定的に違うかということである）．

　だから基本的にはどちらもだめか，あるいはどちらもよいか，どちらかである．学者の中には，消極的な行為も積極的な行為も結局は同じなのだから，毒を盛るのも含めみな認めるべきだと言う人がいる．だが反対に，はずすことが問題なら，着けないこともいけないことだと考えるのも筋が通っている．基本的にはそう考えるべきだと思う★04．

　では実際に着けてしまって，それでどうしてもはずしたくなったら，具体的に，どうしようか．決定的な答えを思いつかないが，二つ，あるいは三つある．

　一つ，毎日，はずして死にたいと思う．思う人は，それを毎日言い，聞く人は毎日それを聞き続け，「そんなことは言わない方がよい」と言うしかないのだろうと思う．そのやりとりを続けるのは，自分で死んでしまえるために死ぬのを止めるのが難しい人に比べて，やっかいなことではない．

　一つ，やはり辛いことがあるから，その人ははずすと言う．しかし，辛いことがある時に，死んで辛いことをなくするというのは，最後の手段である．というより，死んで辛いことをなくすことを，辛いことをなくするための手段であると，私たちは普通は思わない．生きている間になにかはできるはずだ．

　一つ，それでも，どうしてももうよしたいということがあるかもしれない．その時には

死への手助けを行うことがあるとして，それによって刑に服するのは仕方がない．たしかにそれは「善意」によってなされるのだから，刑を軽くするように主張することはできよう．しかし，他の多くの自殺幇助も善意によってなされるだろう．この場合の自殺幇助を特別扱いすることはよいことだろうか．私はそうは思わない．

●わからないのに決める？

　戻って，自己決定について考えてみよう．したいことを本人に聞いてそしてその通りにすることは，なぜよいとされるのか．本人のことを斟酌し，その人の言うことをそのままに聞かないのは，その人を大人として認めないことだと言われることがある．「子ども扱い」をしている，「パターナリズム」――家父長のように振舞うこと――だとされる．それももっともな指摘なのだが，ここはもっと詳しく考えた方がよい．

　本人の言うことを聞いて従った方がよいのは，第一に，本人にとってのよしあしがよくわかるのは，他人よりも本人だからである．何がその人にとって美味しいのか，不味いのか，本人が一番よく知っている．本人が知っているから本人に聞く．また本人に委ねる．たしかにそれはよいことだ．

　だが，この場合には，経験していないことをその手前で決めることになる．言葉が伝わらなくなってからでは遅いから，またことが深刻になってからでは心も動揺しているから，その手前で決めるのがよいという話がある．「事前指示」という．それはよいことだと言う人がいる．しかしこの場合にはそのよさは私にはよくわからない．

　まず，この場合には，身体が動かなくなり呼吸が苦しくなったりすることがどうなることなのか，わかっていない．わかっていないことについて決めなければならない．わからないことについて前もって決めろと言われても困ってしまうはずだ．述べたように，本人が決めることのよさの一つは，本人が決めて起こることのよしあしをよく知っていることだが，この場合は，本人も体験したことのないことであり，本人だから知っているわけではない．だから本人に委ねた方がよいということにはならない．

　そしてそれは，今は自分はそうなっていないその状態を想像する，あるいは見知って考えることになるのだが，それはそうやって暮らしている人の状態を，私なら死に値する状態だと考えているということである．それはそうやって生きている人に対しても失礼なことではないだろうか．

　そして前もって決めるといっても，人の気持ちは変わる．すると，いったん決めておいて変更できるようにすればよいではないかと言われる．しかしそれは，一方では，前もって決めておくことにたいした意味がないということになる．

　また他方では，意志の変更を伝えるとして，最後の土壇場のところでは，うまく意志を伝えられない場合が多い．するとその――息が止まってからでは，決めるも決めないもないのだから――「直前」に決めるということになるのだろうか．しかしその時に何か考えてものを言うのも難しいだろう．

　加えて，そんなことを考えざるを得ない場面では，人はだいたい気が滅入っていて，暗くなっている．そんな時に，どちらでもよい，あなたが決めることだと言うのがよいだろ

うか．

●抵抗でなく迎合になってしまう

　自分で決めることがよい理由の第二は，多くの場合，他人がその人のことについて口をはさむのは，その他人にとって都合のよい場合だからである．施設の職員が早く仕事を終わらせて家に帰りたいので，入居者たちに「あなたは（健康のために）夜は早く寝た方がよい」などと言う．それではその人が生きたいように生きられない．それを防ぐために，本人の言うことを聞いた方がよいし，それを優先した方がよい．つまり，社会の流れに対して自分を守るために自己決定が有効になる．

　しかし，呼吸器の場合にはすこし違う事情がある．社会の流れが人を生かせてしまうことなら，死の決定はそれに対する抵抗だということにはなる．そう言われる場合もある．つまり，近代医療は，本人に関係なく，勝手にたくさんの医療をしてしまうものだというものの見方がある．あるいは，家族は本人の意向を顧みることなく，延命を主張するものだと言われる．

　そんなこともないわけではない．しかし，そうでない現実もある．かつて入院させ様々な医療を提供することが収入につながっていた時には，医療者たちは人をむりやり引き止め医療を行うことがあったが，そうした「無駄」はだんだんと切り詰められ，多くを行うことは採算に合わず，経営的にもやっていけないことになった．行うだけ損を抱えるようなことになってしまった．だからむしろ，必要なものも控えるようになっている．そして家族が全面的にその人の生活を引き受けるのはたいへんなことである．「死ぬ目」に会えないのはいやだと，心肺蘇生で臨終の時期を遅らせようという場合とは異なる．家族が「延命」に消極的になることはおおいにありうる．

　だから，現状は，生き続けるのを早めに終えようという方向に流れている．そこで，本人に死ぬ自由を認めることは，社会の流れに抗して自らの身を守るというものとしては機能しない．むしろ，本人が，周囲の人たちのことを考えて，斟酌し，その期待を実現するというふうに作用することになる★05．

　このように見てくれば，本人に決めてもらえばそれでよいなどと言えないことがわかる．

●必要なものは必要と割り切ってみる

　結局残っているのは，人工呼吸器を着けたとして，これからどうしていくのか，それでやっていけるのかという要因である．これが装着をためらう要因の大きな割合を占める．生きるためには介護がいる．呼吸の補助は呼吸器がやってくれるとしても，その他の様々に必要なものがある．呼吸以外はあまり困らず，身体の他の部分が動く人もいるけれども，そうでない人もいる．

　そして，呼吸器を着ける前も，そして着けた後も，大部分の時間を家族が介護している．現実を見るなら，そうならざるを得ないように思われる．

　本人もそのことを考えてしまう．自分が世話する側だったらその人の世話を引き受けるとしても，自分が他人にそれを依頼することになる．それを考えると身を引こうと思うと

いうことがある．今までは，むしろ人のために働いてきた人ほどそのことを思うかもしれない．

その気持ちはもっともだと思う．しかし，それはやはり考えなおした方がよい．これまで働いていたことがよいことであったとして，それは，人が生きるために働いてきたからよかったのだ．よいことのために役に立ったからよかったのだ．つまり，生きていることがよいことであるから，そのために働くこともよいことなのである．働くことができなくなったからといって，生きることを止めようというのは，まったく本末転倒なのである．世話を得て生きていくことに控え目になる必要はない．

●家族により大きな義務はない

世話は必要なのだから，必要なだけ得よう．そう思えたとしても，実際に生きていくための介護を得られなければ仕方がない．すると現状では無理だということになり，やはり生きるのをやめようと思うことになる．思わなくても，やめざるを得なくなってしまう．

しかしまず，その生活を支えるのはとてもたいへんなことのように言われるが，すこしでも考えてみるなら，それほどでもないことはすぐにわかる．さきにも述べたように人工呼吸器はたいした機械ではない．電子レンジや冷蔵庫より単純な機械だとも言える．数が少ないから安くないが，もっと安くても不思議ではない．そして人工呼吸器を使う人は特別に高価なものを食べるのでも飲むのでもない．他に必要なものも普通なものだ．よけいに必要なのは人手だけであり，つまり人である．ここでは説明できないが，すくなくとも今そしてこれから，人は十分にたくさんいる．人手不足になることはない．

だから，本来はそれほどのことではない．しかし現実には大変である．どうしてそうなっているのか．それは，負担できる人が負担せず，ごく少ない人たちが，多くの場合に家族が，その人の生活を支えているからである．

家族が家族の面倒を見ることはもちろんわるいことではない．立派なことだ．しかし，その人に対する義務を他の人は負わないのかと考えてみると，どのように考えてみても，そんなことにはならない．家族により大きな義務を認めるのはおかしい．こう言うと，無責任を助長するなどと言う人がいるが，反対だ．家族にも義務はある．あるのだが，その義務は，家族でない他の人たちと同じだけの義務であるということである．

あるいは，より一般に思われているように，家族にはより大きな義務があることを認めるとしても，その大きさは，子や配偶者に対する他の家族の普通の義務の大きさと同じでよいはずだ．重い障害があることに関わるより大きな負担の分は，家族のものではない．

そしてもちろんそれは，家族が家族を大切にすることと矛盾しない．家族としてやっていけるためには，家族が辛くないことが必要なことだからである．さらにそれは，社会が家族を大切にすることと矛盾しない．家族がうまくやっていけるために，社会は家族の負担を軽減することを進めるべきなのである．

●意識的に他人を入れること

ただ，実際にはなかなか家族の負担は減らない．それは社会が家族を大切にしない，つ

まり，負担を押し付けているからでもあるが，他の要因もある．ある人が，これまでその人と長いこといて，その人の癖やらなにやらに慣れていれば，確かにその人がしたいこと，したくないことは，他の人との場合に比べたら，伝わりやすい．それは当たり前ではある．他方，新しい人はそうでない．わからないこともあるし，慣れていない．そして身体の微妙な位置が痛みにかかわってくることがあるから，それでいらいらしてしまう．それでその人を断わることになってしまう．こうして，やはりここでも，少ない人に偏ることが起こる．結局家族だけが残ることがある．

　この人を助けられるのは自分だけだ．そう思うことがあり，実際にそうであることがある．そしてだからこそその力が出るということもたしかにある．「火事場のばか力」という言葉がある．それで人が助かり，一件落着，問題解決となれば，よい．

　しかし，多くの病気の場合には，人の手助けが長い時間必要になる．すると，その人だけができる，また実際にするという状態が続くことはだんだん辛いものになる．そしてその人が辛いことを，世話されている本人も，察知する．それで双方がだんだんと暗くなる．そして結局は破綻してしまうことがある．

　だから，ここは，意識的に別の人を多く入れていくことを考える必要がある．もしその人が家族が大切だと思うなら，なおのこと，意識的にそうした方がよい．また家族の人たちが，その人のことを大切だと思うなら，そうした方がよい．

　だから，そのまわりの人たちは，家族の人が率先して担うことを立派なことであると認めながらも，まだ担えている間であっても，その人だけに任せておけないと介入せざるを得ない．そしてその人たちには，そうしてお節介をしにくることを受け入れてもらわねばならない．

●今よりは楽になるように制度は使える

　だからためらう必要はまったくない．誰も一人だけでは責任は担えないし，そして担う必要はない．するべきなのは，そしてできるのは，その責任を一人ひとりに分散させ，軽くすることだけだ．皆が税金や保険料を払って，そのお金を給料にして，介護を仕事として行う人にやってもらうのがよい．一人でその仕事を担ったらたしかにたいへんなことだが，そうでなく，多くの人が関わるなら，それほどではない．

　そして社会全般も，「介護の社会化」などと言って，担うべきは家族だけのことではないということには，だんだんとなってきた．しかし，たてまえとしては社会全体が義務を負うということになっているとしても，実際にそうならなければ意味がない．現実はどうか．

　日本は福祉の制度が整っていないひどい国だと言われていて，それには当たっているところも多い．しかし，重度障害者の介護についてはそう捨てたものでないところもある．今よりは楽になる方法が，ほとんどの場合に必ずある．

　「公的介護保険」だけではたいしたことがないし，自己負担も相当の額になってしまうし，にもかかわらず介護保険を優先して使えと言われることも多いのだが——本当は常にそうしなければならないわけではない——「障害者総合支援法」に規定された制度もある．その法で決まっているのは「重度訪問介護事業（重訪）」等のサービスで，これは「公的介

護保険」のサービスとは違う．ALS等の場合は両方を使える．そして「重度訪問介護事業（重訪）」の方が長い時間使えて，自己負担のない場合も多い．しかし介護保険のケアマネジャー等はこの制度のことを知らないことが多い．そのため，知っている人を紹介してもらう，自分で探すなどが必要になってきて面倒だ．それで私たちの方でもすこし情報提供をしている（「生存学」で検索すると http://www.arsvi.com/ が出てくるので，そこの中を「重度訪問」で検索）．他にも訪問看護の制度などがある．これら複数の制度を組み合わせ，最大一日の24時間について公的な福祉サービスを得られる地域がある．そしてこの本の初版が出た2009（平成21）年に比べて，そうした地域はいくらかずつだが広がっている．

　これまではだめでも，よくしていくことができる．私が今住んでいる京都市でも，ALSの人で介護を得ながら一人で在宅の生活を送っている人がいる．その人の前にはそんな生活を送れるだけのサービスはなかった．けれどもそれではその人は生きていけなかったから，役所などど交渉して，これまで認められていた時間よりも長い時間のサービスを獲得した．それですくなくとも今のところなんとかなっている．

　京都のその人の場合には，たまたま，そういう交渉ごとを助けてくれる人たちがいて，それが実現した．多くの人の場合にはなかなかそうもいかない．普通に役所に行って，言われることを聞いて帰ってくるということになる．さらに困るのは，ときどき役所の人たちが持っている情報が間違っていることである．ならば知らないと言ってくれればよいのだが，時には自分が知らないことを知らないことがあって，困ってしまう．こうして得られるはずのものが得られないことも多い．

　ただ，そのような時のために，本人や本人を支援する団体があって人がいる．ここでも病者・障害者の権利を擁護する活動の存在意義はとても大きい．そして支援する人や団体が少しずつ増えている．そしてその間に起こったできごととしては各地の弁護士の活動が活発になっている．「介護保障を考える弁護士と障害者の会　全国ネット」（Chapter 9-4参照）というネットワークがあって，さきに紹介したホームページからもリンクされている．そこが関わった交渉では，多くの場合，裁判などにもっていく前に，必要な時間が獲得されている．それを見ていただきたい．

　それでも，つまり行政から必要な時間を得られても，実際に仕事をしている事業所を見つけるのがなかなか難しいということがある．けれども，その事業所は近所になくてもかまわない．仕事をしてくれる人が通えるところにいればなんとかなる．実際，さきにあげた京都市の人の場合は，大阪の事業所にお世話になった．そうした情報もさきに記したページから得られる．

　そして加えてもう一つ，自分で人を用意することもできる．今の制度では講習が必要だが，さきに紹介した「重度訪問介護事業（重訪）」の制度で仕事をする人の場合にはそんなに大変ではない．私が関係しているNPOも，京都で年に2度ほどだが，2日間の講習を行っている．大学生もやって来る．いろいろな人が来る．そして仕事ができるようになった人を事業所に登録してもらって，そこで働いてもらうことができる．そしてさらに加えてもう一つ，自分で事業所を作ってしまうこともできる．そう言うと，たいがいの人がびっくりするのだが，できないことではない．自分で使っていれば，やり方はだんだんとわか

ってくる．他の事業所の人（ヘルパー）も使いながら，自分の分（だけ）は自分が経営するところでの仕事を増やしていけば，そう無理しなくてすむこともある．その実例も私（たち）はいくつか知っていて，やはりその情報を知らせている．

　なんとかなる．まずはそれを知ってもらいたい．すくなくともその前に悩むことない．そう思ってもらえたらと思ってこの章を書いた．

■注

★01　ALSについては，医学書院刊の拙著『ALS──不動の身体と息する機械』（2004）がある．これは私が書いた本というより，ALSになった人たちがどうやって病気のことを知ったのか，人々に何を言われたのか，どう思ったのか，そして呼吸器を着けることについて，やはりどんなことを言われ，どんなことを考えたのか，悩んだのか，何が起こったのか，どのように使ってきたのか，その人たち自身が書いた文章を紹介しながら，着けるとか着けないとか，はずすとかはずさないとか，そんなことについても考えてみた本だ（もちろん人工呼吸器を必要とする病・障害は他にも様々ある．あとで本文でも紹介するように「生存学」http://www.arsvi.com/→「人工呼吸器」に関連するページがいろいろとある．「生存学　人工呼吸器」で検索するとすぐに出てくる）．

　そして，「安楽死」「尊厳死」について考えた本として，筑摩書房刊の『良い死』（2008）『唯の生』（2009）がある．生活書院刊の『生死の語り行い・1』（2012）がある（2はまだない）．また青土社刊の『弱くある自由へ』（2000）『希望について』（2006）にもいくつか関連する文章が収録されている．

★02　『ALS』235-238頁．

★03　人工物を使って生きていくことについては『良い死』第2章「自然な死，の代わりの自然の受領としての生」．

★04　この議論については『唯の生』の第1章「人命の特別を言わず／言う」．

★05　多くは自分にとってよく（他人にとってはそうでない）自己決定が「死の決定」の場合には違うことは，『弱くある自由へ』収録の「都合のよい死・屈辱による死」．自己犠牲については『良い死』第3章「犠牲と不足について」．今起こっていることを「過剰」と捉えられないことについては『唯の生』第3章「有限でもあるから控えることについて──その時代に起こったこと」

（立岩　真也）

Column

難病治療に新たな時代の幕開け

中島　孝

　筋萎縮性側索硬化症（ALS）などの難治性の神経・筋疾患患者に対し，装着型ロボット（HAL）を用いた治療の有効性が正式に厚生労働省から認められました．しかしながら，HALについては「ずっと身体に装着しておくもの」などという誤解が多いのが現実です．

● HALとは

　HALは腰モデルのように作業を助けるモデルもありますし，将来は長時間装着するモデルも市販される可能性もあるでしょう．しかし，医療機器としてのHALは，補装具でも義足でもありません．医療機器の法的定義は「人若しくは動物の疾病の診断，治療若しくは予防に使用されること，又は人若しくは動物の身体の構造若しくは機能に影響を及ぼすことが目的とされている機械器具等であって，政令で定めるもの」ですので，HALを一定時間装着使用し，外した後に体によい変化がおきることが使用目的となります．使っているときだけ効能がある電動車椅子や筋電義足は，医療機器とは言いません．

　医療機器としてのHAL医療用（下肢タイプ）は，歩行障害を治療する機器です．つまり，HALを使って歩いた後に，脳，脊髄，運動神経，筋が再調整され，HALを脱いだ後に，歩行が改善することを目指しています．病気自体を根治させる治療法ではありません．現在，体幹の筋力がない方，補助具を使っても立位ができない方はHALを使うことは不可能です．何とかぎりぎり介助や，つかまって歩こうとしている方が対象となります．

● ALSとHAL

　私はHALを研究するにあたり，ALSを含む神経・筋疾患を最初のテーマとしました．もっとも困難で困られている対象患者さんが使え，臨床効果があれば，他の疾患にも容易に使えると考えたからです．狙いどおり，完成したHAL医療用（下肢モデル）は，性能的には脳梗塞，脊髄損傷から，パーキンソン病，筋ジストロフィー，ALSまでカバーしうるものとなりました．すでに，レンタルされているHAL福祉用との性能上の差を出す必要があったことも重要でした．HAL福祉用で動かない疾患・患者で有効性を示す必要があったからでもあります．

　技術革新は難病を対象とすることで進歩するというのは山海嘉之先生（筑波大）と私に共通する考えであり，ALS患者さんや患者団体の応援があったこと，日本には難病対策が施策として確立し，研究費をいただけたことも大きな理由です．ある人は，戦争によって科学技術は進歩・発展すると総括しますが，科学技術の進歩の最前線は難病医学研究と探検（月や火星，地中や深海探検）だと私は思っています．いずれも，人の世界認識や世界観を広げるものですから，応用技術と同時に学問も進歩するのです．

● 皮膚表面から装着者の運動意図を分析

　ここでHAL福祉用と医療用の違いについて考えてみましょう．HAL福祉用は，残念ながらALS，筋ジストロフィー患者さんでは使うことがほとんどできません．いろいろな施設で使おうとして挫折したモデルです．その無念さをバネに，HAL医療用ではALSや脊髄性筋萎縮症，筋ジストロフィー患者さんの皮膚表面から，脊髄運動ニューロンが支配する骨格筋由来の電気信号を捉え，リアルタイムに装着者の運動意図を分析できるように技術開発してもらいました．

　その患者さんたちの生体電位は微弱でまばらだったにもかかわらず，あらたな技術開発により，動かない四肢からも運動意図に対応した電位が出ることがわかったのは驚きでした．リアルタイムの分析結

果をモータトルクに出力し歩行パターンを再学習可能とするのがHALですが,もう一つの研究として,意思伝達装置,環境制御装置やPCにスイッチ出力するサイバニックスイッチの領域があります.JALSAの岡部さんや橋本さんの協力で実際にできることがわかり,2015年からその実用化研究を開始し,商品化も実現するという目を見張る展開となりました.

● 山海先生との出会い

10数年以上になりますが,山海先生は人工臓器の研究をしていました.私も神経内科医ですから脳梗塞も臨床研究していましたが,血栓を検出したり溶解したりするディバイスを作ろうとか,夢のスパコンを医療のために作ろうと考えていました.それが山海先生との出会いのきっかけです.私はまだ医長,山海先生は准教授だったと思います.山海先生は1991年からHALの開発を始めていましたが,私は2004年ころから国の研究費の支援も得て,難病患者用のHALの開発研究を山海先生と一緒に始めました.

HALの基盤技術である機器と人間をつなぐサイバニクス技術は,人工臓器研究と同じです.ALS医療では,人工呼吸器は医療機器ですが,身体接続があるためある意味でサイボーグ型ロボットといえ,山海先生と気持ちが一緒にできた理由だと思います.

● 今後の展望

読者の皆さんは,今後の展望について気になることかと思います.まず,治験(法的に定められた検証のための臨床試験)が終了した8疾患(脊髄性筋萎縮症,球脊髄性筋萎縮症,ALS,シャルコー・マリー・トゥース病,遠位型ミオパチー,先天性ミオパチー,筋ジストロフィー,封入体筋炎)では短期効果が検証され,医療機器承認が得られ,2016年春に,健康保険が適用されました.

その病名と診断された患者さんで,治験の基準と同じ程度の症状の患者さんは,HALが適正に使用できる施設(HAL適正使用ガイド参照,日本神経学会,日本神経治療学会,日本リハビリテーション医学会で監修)で効能を体験してみることをお勧めします.1回30分くらい,ホイストなどの転倒予防装置をつけ,HAL装着歩行練習を行い,少なくとも9回くらい行うことで歩行改善効果がでてくると思います.

治験では,具体的には「歩行不安定なため,杖,歩行器などを使わず,つかまらず,10mを安全に自立歩行できない患者で,軽介助があるか,つかまるか,歩行器又は移動型ホイストを使うことで,10m以上歩行が可能な患者.下肢補装具は必要時使用可」で有効性が検証されました.長期効果はまだ検証試験をしていませんが,ぜひ今後,製造販売後調査のデータ収集にも協力していただき,HALの長期効果を試してもらいたいと思っています.難病患者さんの場合は一時的な改善効果があっても,全体的には,病気の進行による歩行機能の悪化が緩やかになることが使用目的となります.また,上記の基準より,やや軽症,やや重症の人にも,周囲の状況などが満たし,使用できる方から効果があるか検証してもらいたいと思っています.

● さいごに

ALSなど神経・筋疾患はHALを使ったとしても依然として進行性の難病ですので,今後,新規薬剤とHALとの複合療法が最終的な治療法になると思われます.今回は薬以外にも有効な治療法がみつかったことが驚きだと思いますが,画期的な薬物療法等が開発されても,神経と筋の機能を再度つなぐ必要がありますので,HALによる脳・神経・筋の可塑性を促進する治療メカニズムは,その時,さらに重要になると確信しています.

● 巻末資料

(1) 在宅介護・療養の相談窓口（問い合わせ先）

団体名称	住所	備考（ホームページ等）
日本ALS協会	〒102-0073 東京都千代田区九段北1-15-15 瑞鳥ビル1階 (TEL) 03-3234-9155 (FAX) 03-3234-9156	HP：http://www.alsjapan.org/jp/index.html (Facebookでの名称はJapan ALS Association) e-mail：jalsa@jade.dti.ne.jp
全国自立生活センター協議会	〒192-0046 東京都八王子市明神町4-11-11 シルクヒルズ大塚1階 (TEL) 0426-60-7747 (FAX) 0426-60-7746	HP：http://www.j-il.jp/
NPO法人ICT救助隊	〒142-0063 東京都品川区荏原5-5-3 三恵荘102号室 (TEL) 03-6426-2159 (FAX) 03-6426-7359	HP：http://www.rescue-ict.com/wp/
全国障害者介護保障協議会	〒187-0003 東京都小平市花小金井南町1-11-20 花壱番館105 (TEL) 042-462-5996 (TEL) 0120-66-0009（フリーダイヤル） （全国広域相談電話と共用） (FAX) 0120-916-843 （他部署と共同のため制度係宛と明記）	365日11時〜23時．土日は緊急相談のみ HP：http://www.kaigoseido.net/
介護保障を考える弁護士と障害者の会 全国ネット	〒190-0022 東京都立川市錦町3-1-29 サンハイム立川1階 (TEL) 0120-979-197（フリーダイヤル）	月〜金　9時〜18時 e-mail：kaigohoshou@gmail.com HP：http://kaigohoshou.utun.net/ ※電話相談は無料だが，弁護士に委任をする際は弁護士費用がかかる．
NPO法人ALS/MNDサポートセンターさくら会	〒164-0011 東京都中野区中央3-39-3 (TEL/FAX) 03-3383-1337 （難病医療に関する相談）	HP：http://www.sakura-kai.net/wp/ ※Facebookもあり
全国ホームヘルパー広域自薦登録協会 （略称：全国広域協会）	〒187-0003 東京都小平市花小金井南町1-18-25 NR花小金井駅前1階-A1 (TEL) 0120-66-0009（フリーダイヤル） (FAX) 0120-916-843（通話料無料） (FAX) 042-452-8029	9時〜22時（夜間土日は携帯電話への転送で対応） HP：http://www.kaigoseido.net/ko_iki/ ※自薦ヘルパーの登録

(2) 参考にしてほしいサイト

LIVE TODAY FOR TOMORROW	HP：http://www.als.gr.jp/
arsvi.com	HP：http://www.arsvi.com/

索引

あ
アラーム ……………………………………… 8
圧規定式 ……………………………………… 7

い
イブニングケア …………………………… 87
インターフェイス ………………………… 24
インフォームド・コンセント ………… 133
医師幇助死 ………………………………… 139
医師幇助自殺 …………………………… 129, 139
医師幇助自殺に関する見解 …………… 140
医療型短期入所 …………………………… 110
医療型特定短期入所 ……………………… 110
医療相談 …………………………………… 103
胃瘻 ………………………………………… 76
移動介助 …………………………………… 93
意思疎通 …………………………………… 55
意思伝達装置 ……………………………… 91
遺伝カウンセリング …………………… 146
遺伝学的検査 ……………………………… 145
遺伝学的情報 ……………………………… 145
息溜め（エアスタッキング） …………… 21

う
ウォータートラップ ……………………… 11

え
エルボ（コネクタ） ……………………… 13
栄養状態 …………………………………… 64
栄養摂取 …………………………………… 91
延命治療 …………………………………… 132
嚥下造影検査 ……………………………… 31

か
加温加湿器 ………………………………… 10
家族介護 …………………………………… 114
家族性ALS ………………………………… 144
介護行為 …………………………………… 114
介護支給量 ………………………………… 118
介護者 ……………………………………… 122
介護保険 …………………………………… 114
介護保険法 ………………………………… 95
介護保障ネット …………………………… 117
疥癬 ………………………………………… 60
喀痰吸引 …………………………………… 69
喀痰吸引等の研修事業 …………………… 97
角化型疥癬 ………………………………… 60
患者の自己決定（権） …………………… 133
換気不全 …………………………………… 19
換気量 ……………………………………… 38
感染経路別予防策 ………………………… 59

き
気管カニューレ ………………………… 13, 36
気管カニューレ抜け ……………………… 43
気管切開 …………………………………… 34
気管切開下人工呼吸 ……………………… 33
気管内吸引 ………………………………… 72
気管内吸引ケアプロトコール …………… 74
気胸 ………………………………………… 40
気道の清浄化 ……………………………… 5
気道浄化困難 ……………………………… 26
気道内圧 ……………………………… 6, 7, 38
機械による咳介助 ………………………… 27
機械的排痰補助装置導入手順 …………… 28
吸引 ………………………………………… 69
吸引ライン閉塞 …………………………… 45
吸引器 ……………………………………… 15
吸気圧 ……………………………………… 36
急性呼吸促迫症候群 ……………………… 39
球麻痺 ……………………………………… 29
球麻痺症状の測定方法 …………………… 31
居宅介護サービス計画（セルフプラン） … 95
筋萎縮性側索硬化症 …………………… 2, 19
緊急時の対応 ……………………………… 94

く
空気感染予防策 …………………………… 61
空気漏れ（エアリーク） ……………… 11, 23, 36

け
ケアカンファレンス ……………………… 94
ケアプラン ………………………………… 95
経管栄養 …………………………………… 76
経管栄養（胃瘻）の手順 ………………… 78

こ
コミュニケーション …………………… 49, 91
コミュニケーション機器 ………………… 49
呼気圧 ……………………………………… 36
呼気終末陽圧 ……………………………… 37
呼気弁 ……………………………………… 12
呼吸運動 …………………………………… 4
呼吸回路 …………………………………… 11
呼吸回路のトラブル ……………………… 41
呼吸器管理料 ……………………………… 92
呼吸障害 …………………………………… 19
誤嚥・気道閉塞症状 ……………………… 29
口腔ケア …………………………………… 76
口腔咽頭内吸引 …………………………… 70
口腔内吸引のケアプロトコール ………… 71
口腔内分泌物嚥下障害スケール ………… 31
公的介護制度 ……………………………… 113
公的介護保障 ……………………………… 113
拘縮予防 …………………………………… 90
心のケア …………………………………… 120

さ

- サバイバーズギルト …………………… 146
- さくらモデル ……………………………… 96
- 在宅重症難病患者一時入院事業 ………… 110
- 在宅人工呼吸器使用患者支援事業 ……… 104
- 支える医療 ……………………………… 133
- 酸素の流れ ………………………………… 5

し

- 死の自己決定（権） …………………… 135
- 指定難病 ………………………………… 102
- 自己負担額 ……………………………… 102
- 自薦ヘルパー ………………………… 96, 128
- 自薦方式 ………………………………… 96
- 自動車電源 ……………………………… 42
- 自立生活センター …………………… 96, 117
- 事前訓練 ………………………………… 43
- 手段的日常生活動作 …………………… 50
- 終末期 ……………………………… 134, 152
- 重度障害者用意思伝達装置 …………… 51
- 重度訪問介護 ………… 85, 95, 113, 117
- 従圧式 ……………………………… 7, 8, 22
- 従量式 ……………………………… 7, 8, 22
- 従量式換気 ……………………………… 37
- 消極的安楽死 …………………………… 129
- 障害者権利条約 ………………………… 116
- 障害者差別解消法 ……………………… 116
- 障害者総合支援法 ………… 95, 113, 159
- 人工呼吸器に関する用語 ……………… 8
- 人工呼吸器のチェックポイント ……… 16
- 人工呼吸器起因性肺損傷 ……………… 39
- 人工呼吸器生活者 …………………… 2, 84
- 人工呼吸療法 …………………………… 92
- 人工鼻 …………………………………… 11
- 人獣共通感染症 ………………………… 65

す

- スタンダードプリコーション ………… 59
- スピーチカニューレ …………………… 34

せ

- 生体信号 ………………………………… 52
- 咳のピーク・フロー …………………… 26
- 接触予防策 ……………………………… 60
- 積極的安楽死 …………………………… 129
- 全国自立生活センター協議会 ………… 96

そ

- ソーシャルワーカー ………………… 106
- 蘇生バッグ（アンビューバッグ） … 15, 21, 41, 92
- 相談支援専門員 ………………………… 84
- 装着型ロボット（HAL） ……………… 162
- 尊厳死 …………………………… 129, 130

た

- タービン型人工呼吸器 ………………… 35
- タッピング ……………………………… 38
- 他人介護 …………………………… 94, 114
- 多系統萎縮症 …………………………… 34
- 体位交換 …………………………… 38, 90
- 退院支援チーム ……………………… 108
- 退院支援部門 ………………………… 105
- 退院時の調整 ………………………… 108
- 退院調整看護師 ……………………… 106
- 退院前カンファレンス ……………… 108
- 第三号研修 …………………………… 99
- 痰の自動持続吸引装置 ………………… 44

ち

- 窒息 ……………………………………… 34
- 注射器吸引 ……………………………… 43
- 長期人工呼吸管理 ……………………… 39

て

- デイリーケア …………………………… 88
- 手洗い …………………………………… 61
- 低定量持続吸引 ………………………… 44
- 定圧式 …………………………………… 7, 8
- 停電時 …………………………………… 14
- 電気容量 ………………………………… 14
- 電源トラブル …………………………… 42

と

- トラックケア …………………………… 72
- トラブル対策 …………………………… 25
- 徒手介助併用の機械による咳介助 …… 27
- 動物由来感染症 ………………………… 65
- 特定疾病 ……………………………… 105
- 呑気・胃部不快 ………………………… 26

な

- 治す医療 ……………………………… 133
- 難病コミュニケーション支援講座 …… 58
- 難病医療支援ネットワーク ………… 101
- 難病医療費助成 ……………………… 102
- 難病指定医 …………………………… 101
- 難病相談・支援センター事業 ……… 104
- 難病法 ………………………………… 101

に

- 二酸化炭素モニター …………………… 20
- 日常生活動作 …………………………… 50
- 入院調整 ……………………………… 111
- 尿路感染症 ……………………………… 66
- 認定遺伝カウンセラー ……………… 147

の

- ノロウイルス …………………………… 61
- 脳波／脳血流スイッチ ………………… 53

は

- ハイテクコミュニケーション ………… 51
- バイタルサインの測定 ………………… 88
- バックアップ …………………………… 37
- パーソナルアシスタント ……………… 96
- パルスオキシメーター ………………… 20

肺活量 …………………………………… 20
排泄介助 ………………………………… 89
排痰補助装置 …………………………… 27
発症前診断 ……………………………… 146
鼻マスク ………………………………… 24

ひ
非エイドコミュニケーション ………… 51
非侵襲的陽圧換気療法 …………… 22, 33
飛沫感染 ………………………………… 61
飛沫予防策 ……………………………… 60
鼻腔吸気圧 ……………………………… 20
鼻口マスク ……………………………… 24

ふ
フレックスチューブ …………………… 13
ブラ ……………………………………… 40
ブレイン・マシン・インターフェイス … 52
ブレブ …………………………………… 40
プレッシャーコントロール ………… 7, 22

へ
ヘルパー …………………………… 96, 113
ペット …………………………………… 65

ほ
ボリュームコントロール …………… 7, 22
訪問看護 ………………………………… 94
訪問相談 ………………………………… 103
防護用具 ………………………………… 61

ま
マウスピース …………………………… 24
マスクフィッティング ………………… 23
慢性閉塞性肺疾患 ……………………… 25

み
水のトラブル …………………………… 13

む
無益な治療 ……………………………… 136
無益性 …………………………………… 136
無気肺 ……………………………… 38, 40
無停電電源装置 ………………………… 42

も
モーニングケア ………………………… 87

よ
用手換気 ………………………………… 34
陽・陰圧体外式人工呼吸器 …………… 22

り
リスクマネジメント …………………… 41
量規定式 ……………………………… 7, 8
療養環境 …………………………… 64, 86
療養環境に関するサービス …………… 105
療養体制 ………………………………… 84
臨床遺伝専門医 ………………………… 147

れ
レスパイト入院 …………………… 94, 110

ろ
ローテクコミュニケーション ………… 51

わ
和歌山石田訴訟 ………………………… 115
和歌山 ALS 訴訟 ………………………… 115

欧文

A
ADL ……………………………………… 50
ALS ………………………………… 2, 19, 142
ALSFRS-R（ALS の日常生活機能尺度）…… 31
ARDS …………………………………… 39

B
BMI ……………………………………… 52

C
CIL ………………………………… 96, 117
COPD …………………………………… 25
CPF ……………………………………… 26

E
EPAP …………………………………… 36

F
FTD ……………………………………… 142

I
IADL …………………………………… 50
IPAP …………………………………… 36

J
JIL ……………………………………… 96

M
MAC …………………………………… 27
MCS ……………………………… 53, 143
MI-E ………………………………… 27, 28

N
N95 微粒子用マスク …………………… 61
NPPV ……………………………… 22, 33

O
OSS ……………………………………… 31

P
PAS ……………………………………… 129
PCV ……………………………… 7, 8, 37
PEEP …………………………………… 37
PSV ……………………………… 35, 36

Q
QOL ……………………………… 49, 134

S
SNIP …………………………………… 20

T
TLS ……………………………… 52, 142
TPPV …………………………………… 33

V
VC ……………………………………… 20
VCV ……………………………… 7, 8, 37
VILI …………………………………… 39

在宅人工呼吸器ケア実践ガイド
——ALS 生活支援のための技術・制度・倫理

ISBN978-4-263-23677-2

2016年6月25日　第1版第1刷発行
2023年3月10日　第1版第5刷発行

編　者　川　口　有美子

　　　　小長谷　百　絵

発行者　白　石　泰　夫

発行所　医歯薬出版株式会社

〒113-8612　東京都文京区本駒込1-7-10
TEL.（03）5395-7618（編集）・7616（販売）
FAX.（03）5395-7609（編集）・8563（販売）
https://www.ishiyaku.co.jp/
郵便振替番号　00190-5-13816

乱丁，落丁の際はお取り替えいたします　　　印刷・教文堂／製本・愛千製本所
© Ishiyaku Publishers, Inc., 2016. Printed in Japan

本書の複製権・翻訳権・翻案権・上映権・譲渡権・貸与権・公衆送信権（送信可能化権を含む）・口述権は，医歯薬出版(株)が保有します．
本書を無断で複製する行為（コピー，スキャン，デジタルデータ化など）は，「私的使用のための複製」などの著作権法上の限られた例外を除き禁じられています．また私的使用に該当する場合であっても，請負業者等の第三者に依頼し上記の行為を行うことは違法となります．

JCOPY ＜出版者著作権管理機構　委託出版物＞
本書をコピーやスキャン等により複製される場合は，そのつど事前に出版者著作権管理機構（電話 03-5244-5088, FAX 03-5244-5089, e-mail：info@jcopy.or.jp）の許諾を得てください．